その「クスリ」「検査」あなたに必要か？

著者 西 勝英
（熊本大学名誉教授）

熊本日日新聞社

目次

第三章

その「サプリメント」本当に必要か？

〈注〉

本書で紹介する薬品名（一般名、商品名）は一例です。用法および用量については、あくまでも参考であり、実際は患者様の症状や状態によって処方が異なります。

はじめに

　２０２３（令和５）年厚生労働省の発表によれば、２０２２年の日本人の平均寿命は女性87・09歳、男性81・05歳で、いずれも過去最高年度より少し下回ることが明らかになりました。２０２２年では、女性が3年連続で世界1位、男性はスイス、スウェーデン、オーストラリアに次いで世界4位となっていました。ちなみに、平均寿命とは、その年、つまり２０２２年に生まれた赤ちゃんがあと何年生きられるかを表す指標です。

　さて、問題は今高齢者と呼ばれるようになった65歳のあなたの平均余命、つまり、あと何年生きられるかということです。２０２３年に厚生労働省から発表された２０２２年の概況によれば、65歳のあなたの平均余命は、男性19・44年、女性24・30年となっています。団塊の世代といわれる高齢者となったあなたには約20年近い年月が残されているのです（図１）。

　しかし、これはあくまでも平均余命であり、亡くなるまでの予想年月でしかありません。多くの人達が、いずれ、心臓病、肺炎、脳梗塞《のうこうそく》やがんで亡くなっていきます。では、いかにこの残された年月を「健康」に過ごし、健康寿命を延ばして生き抜くか、高齢に達した時に向き合わなければならない問題なのです。

　高齢社会を迎え、高齢者向けの健康維持に関する情報が多くのメディアや本、広告で盛んに取り上げられるようになってきました。確かにこれらの健康維持関連の物質や情報が、健康寿命の延長につながるのであれば、好ましいことであると思われます。しかし、溢れんばかりの健康維持情報のどれを信じてよいのか、戸惑うばかりで、高齢者にとっては難しい選択を余儀なくされています。場合によっては、あるサプリメントを信じたばかりにかえって健康を損なってしまう場合もあり得るのです。

さて、ここで現実的に直面するもう一つの問題は、高齢者では不可逆的な老化の過程で発生する身体の虚弱状況により様々な病気が発生することです。それ故、多くの高齢者の皆さんはそれぞれ抱えた体の不具合を治してもらうためにクリニックや病院を受診します。そこでは、個々の体の不具合に合わせて様々な「検査」がされ、「薬」が処方されます。

図1　平均余命

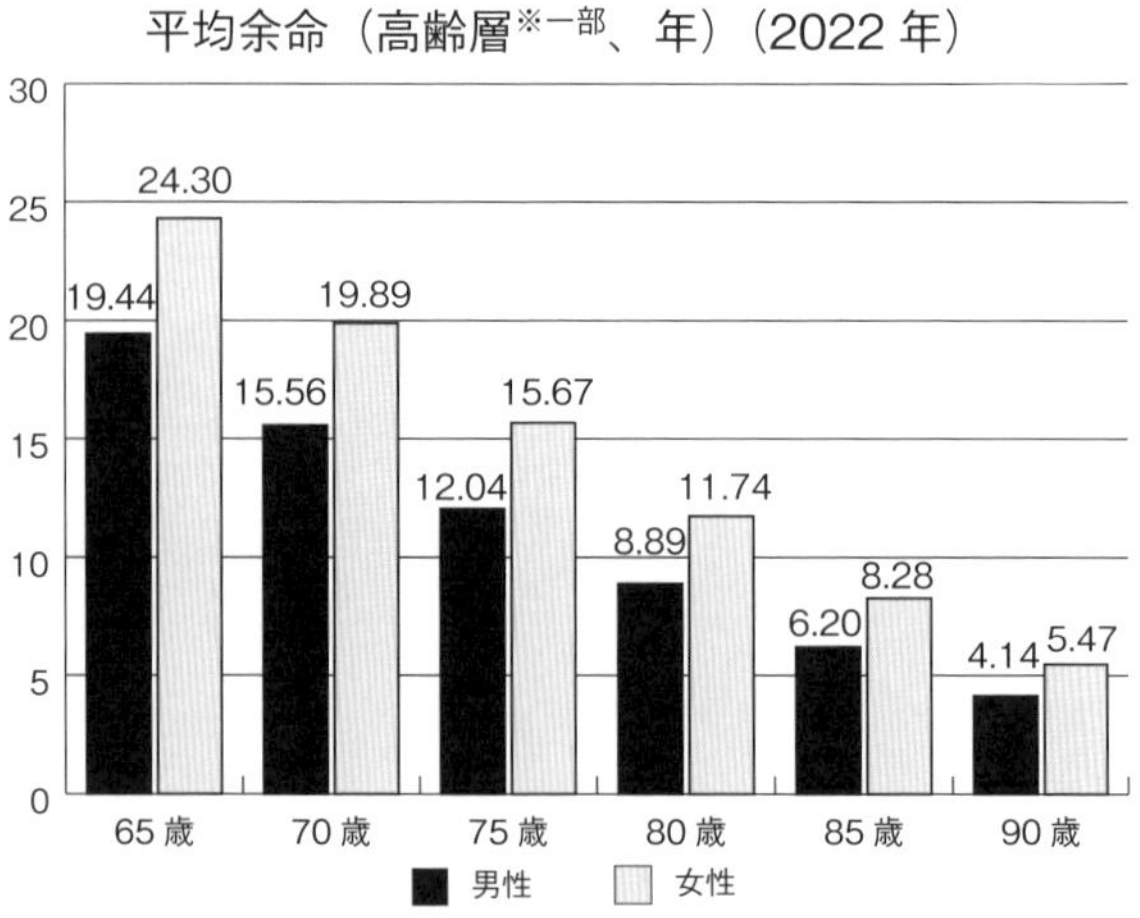

高齢者の場合、一般成人での一疾患に起因する急性期の疾患とは異なり、全身に現れる病態は様々であります。したがって、高齢者では「処方される薬」は多岐にわたることも稀《まれ》ではありません。本来、高齢者医療では、完全治癒を目指す医療ではなく、高齢者の身体状況に合わせて、時としては病気と共存し、生活の質（ＱＯＬ）を落とさないことを目標とすることが求められるのです。

しかし、高齢者医療の現場では、必要以上の薬物が処方され、かえって健康を損なっている、あるいは「生活の質」を落としている例も少なからずあるのです。

ありふれた例を取り上げましょう。高齢になれば誰でも経験する腰回りの痛み、腰痛で近所のクリニックを受診します。そこでは、簡単な診察後、「一応レントゲン検査をしてみましょう」と言われて、検査の結果、「お年相応の脊椎《せきつい》の変形があります。しばらく、お薬を飲んで様子を見ましょう」と言われて、「消炎鎮痛剤」が処方されます。この薬は胃を悪くするので、予防するために胃酸分泌を抑える「胃酸分泌抑制薬」、胃粘膜を保護する「胃粘膜保護剤」が追加され、すでに3種類の薬物が処方されています。1カ月後の血液検査で、腎臓の働きの指標となる検査値が少し悪くなっている、肝臓の障害を示す「γ-ＧＴＰ」という酵素の値が上がっている。こんな場合、医師は「消炎鎮痛剤」の投与を中止し、コルセットの着用、運動、リハビリテーションを勧めます。

しかし、場合によってはあなた方患者側が「薬」の継続を希望すると、漫然と薬の投与が続けられ、次第に腎臓の働きが悪くなる「腎不全」や「胃潰瘍《いかいよう》」起こしかねないのです。これは、単に「腰痛」だけに限った話ではありません。つまり、高齢のあなたの身体の「健康」を守るために、「薬に頼らない」「飲まない、止める」という選択肢もあるのです。

では、私達ヒトにおいて、青年期を頂点として体の働き［身体機能、精神機能］が次第に下降線をたどっていく過程を見てみましょう。まず、わかりやすい例から見ると、30歳を頂点として、70歳では肺活量（大きく吸って、吐き出せる量）は60％ぐらいまで低下します。心拍出量（一拍ごとにどれだけ血液を送り出せるかの量）は70％程度、心拍の指令を出すペースメーカー細胞の数も70％ほどまで少なくなっています。腎臓の働きを見る標準腎血漿《じんけつしょう》流量は、さらに低下して40％までに落ち込んでいます。一方、肝臓の働きは、必ずしも低下しているわけではなく、ある酵素活性は増加している場合もあります。神経の伝導速度（脳や体の部分から筋肉や脳に信号を伝える速度）にはそれほどの落ち込みはありません。せいぜい、90～80％程度で保たれています。問題は、様々な情報を伝える大元となる神経細胞（脳内や脊髄内）の総数が年齢とともに減少していることです。これには個人差が大きく、ある人では50歳代ですでに記憶に関連する神経細胞が減少している場合があります。しかし、精神活動、例えば、喜びや悲しみなどの感情の働きは年齢とは関係がありません。でも、いつかはその精神活動にも終わりを迎える日が訪れます。こうして、私達の人生の幕が閉じられるのです。これは生きとし生けるものの必然の結末であり、自然の姿として受け入れなければなりません。これらの年齢と共に起こる身体的、精神的衰退は「薬」で「治す」ことはできないのです。

最後の旅路に向かって出発するまでに、いかに老いと折り合いをつけながらでも健康に日常生活を送るか誰もが望むところです。では、どうしたらよいのでしょう？ 溢れんばかりの健康情報の洪水の中で、適切な答えを見つけるのはなかなか難しいのです。

特に問題なのは、高齢者の「薬」の問題（多剤処方）や、高齢者向けに宣伝される広告やメディアの情報の中には、あたかも科学的あるいは医学的に正しいと見せかける「エセ情報」が混じっていることです。健康情報と謳《うた》っていかにも効果があるように宣伝する商品や食品を推奨する「エセ科学者」がいるのです。いつも健康に留意している高齢者は、「〇〇を飲むと足腰が丈夫になり、階段をスムーズに上れる」「〇〇を食べれば、がんにならない」といった根拠のない言葉につい惑わされてしまいがちなのです。

そこで本書では、まず高齢者向けの薬物が数多く処方されている実態について、なぜそのようになっているのか、効果と弊害について解説します。次に、筆者の長年にわたる高齢者医療（生理学、臨床薬理学、外来診療、急性期病棟、療養病棟、老人福祉健康施設）での経験に基づき、高齢者特有の病気あるいは症状と、処方される「薬」について解説し、「はたして服用すべきかどうか」について高齢者医療の専門的な観点や筆者の実体験をも交えながら話を進めていくつもりで執筆しています。そこで20の項目に分けて高齢者特有の病気を挙げています。あなたに当てはまる病気、あるいは症状と処方された「薬」が必ず出てくるはずです。是非参考にしてください。

さらに、新聞の広告やテレビに宣伝されている高齢者向けのサプリメントがどれほどの効果があるのか、あるいは、健康に害を及ぼしていないのか検証してみます。

最後に、あなたに勧められている検査が本当に必要なのか、高齢になっても元気に健康な生活を送っている人達に定期的な「人間ドック」や「がん検診」を受けるべきか考えてみます。多少独断的な箇所もあるかもしれませんが、話を進めてみます。

日頃、健康問題に悩みを抱えているご高齢の皆様方に少しでも参考になれば幸いです。

さらに、本書は高齢者のみならず、高齢者医療の現場に携わっておられる看護師、介護者、リハビリテーション関連の皆様方にも高齢者特有の疾患や治療、薬物について理解を深めていただければ幸いです。

本書で紹介する例は、すべて筆者自身の経験や患者様あるいは同輩達の実際の例ですが、多少脚色を加えています。

第一章

高齢者医療の実態――ポリファーマシー（多剤処方）

あなたは薬が多いのにやめたいとは言い出せない

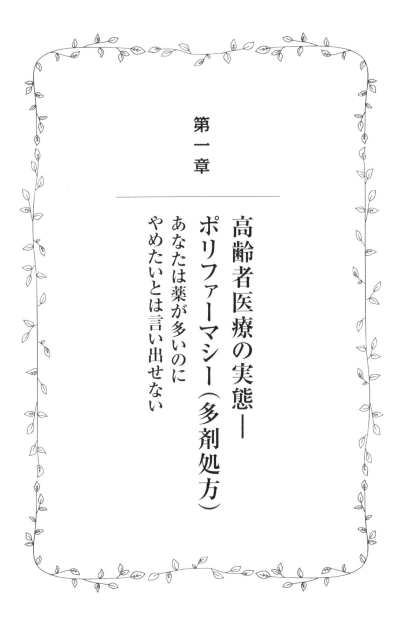

1 薬の数が多い例 ― どうしてやめられない？ ―

ここではある高齢の男性の事例から始めてみましょう。

患者さんは85歳、軽い脳梗塞後、リハビリテーション目的にて介護老人保健施設に併設されている「通所リハビリテーション」（通称「デイケア」）に週2回通ってきています。午前中は入浴、歩行訓練リハビリテーション、午後からレクリエーション自由参加といったスケジュールで過ごしています。月に一度、デイケアの管理医師からリハビリテーションについての問診と今後のリハビリテーションの指導を受けることになっています。

ある日の午後、管理医師との面接の場面です。

しばらく、今までのリハビリの進捗状況や効果、これからの重点的なリハビリについて医師から質問や指導があったあと、

「ずいぶん、歩行が安定してきましたね。日頃の自宅での訓練のおかげですね。ところで、体調の方はいかがですか？」と尋ねながら、医師は通所者ファイルのあるページでふと目を止めました。男性は少し躊躇するように間をおいて答えたのです。

「先生、まあ、これは言っていいのかどうか分かりませんが、月に一度かかりつけクリニックを受診していますが、なにしろ薬代が高く、毎月3万5千円ほど払わなければなりません。

年金生活者にとってはかなりの負担になりますし、そんなにたくさんの薬を飲まなくてはならないのですかね。こうして多少は元気になっているのは薬のおかげなのでしょう。でも…」と言葉を濁したのです。男性のファイルに綴じられた薬物情報のページを開きながら医師は怪訝な面持ちで尋ねました。

「なるほど、言われる通りかなり薬が多いですね。15種類も出ていますね」

「はい、朝5錠、昼4錠、夕方3錠、それに寝る前に3錠、別々に分けてありますから飲み忘れはないのですが、こんなに飲んでいいのかなと思いながら、これも体のためかと思って飲んでいます」

「お薬手帳を見ましたか？　それぞれのお薬の効用と副作用が書いてありますね。これを見ると、あなたの今までの起こした病気や症状が出た時に処方されたお薬がそのままずーっと出されているみたいですね。例えば、今は腰痛もなく元気に歩いておられるのですが、ある時腰が痛いと言って受診し、痛み止めのお薬を飲み始めた。これは新しいタイプの薬でかなり高価ですね。次に、なんとなく胃がもたれるとのことで消化剤、胃粘膜を保護する薬、それに、便秘の薬、コレステロールを下げる薬、血圧を下げる薬、検査で血糖値が高いとのことで糖尿病の薬、寝つきが悪いとのことで催眠薬、これも最新の薬でかなり高価です。まあ、私はあなたの主治医ではないのですが、処方された薬を見ただけで、あなたの症状に合わせた薬だとは想像できますが、本当に現在のあなたに必要な薬なのか疑問に思いますね」

「そうなんです。この前なんか運転している時に頭がぼーっとなって冷や汗が出て、危うく側溝に落ちそうになりました。糖尿病の薬のせいかなと思い、いつも携帯しているコーヒー用の砂糖スティックを飲みました。怖かったです」

「今度、受診される時にドクターに薬を見直してもらうように話してみたらどうでしょう」

「そうしてみます。でも、いつも患者さんが多く、診察時間は短く、血圧を測ったあとは『いつも通りですね』と言われて診察が終わるので、じっくりとお話できないかもしれません」

「でも、糖尿病の薬のことはちゃんと話をしておいた方がいいですよ」

確かに脳梗塞後の患者さんにはそれぞれの症状に合った薬を処方されるのですが、85歳の高齢者の場合に必要なのか疑問が残ります。一カ月後のカンファレンスで受診した時の状況を男性に尋ねると、困惑した表情で訴えたのです。

「先日クリニックを受診した折、先生から言われたことについて話したところ、『その老健施設の先生(助言された先生)はあなたの主治医でもないし、あなたの病状も分かっていない、薬は今までの通りしっかり飲むように』と言われました。それに、『もし不満だったら他のクリニックに診てもらいなさい』と言われました」と。老健施設の管理医師としては、あまりにも一方的な話だとは思いながらも、あえてそのクリニックの医師を非難する言葉を発しなかったのです。

本来、医療というのは、患者と医師との、あるいは家族、介護者との十分な合意と納得の上で行われるべきですが、一部の医師には「父権的な態度で」薬物の処方権は医師自身にあるとの偏狭な考えを持っている者が少なからずいるのです。特に高齢者の場合、前にも述べたように、身体的な衰えにより様々な病態を抱えています。したがって、眼科、循環器内科、消化器内科、整形外科、耳鼻咽喉科などを標榜しているクリニックあるいは病院にかかれば、その都度、そこのクリニックや病院から薬が処方されます。患者自身にしてみれば必然的に服用する薬の数が多くなってしまいます。このように複数の医療機関にかかっている場合にはそれぞれの処方が把握されておらず、薬物が重複して出されている場合も少なくありません。

2 何が問題なのか？ ― 高齢者の薬物服用 ―

これを高齢者の場合、「多剤服用＝ポリファーマシー」として問題視されるようになってきました。この概念は単に「服用薬物数が多い」ということだけでなく、厚生労働省は指針の中で「多剤服用のなかでも害をなすもの」と定義しています。処方される薬の数だけが問題ではなく、不適切な処方が含まれていることが問題視されているのです。高齢者にとっては薬物投与が場合によっては、「利益＝ベネフィット」より、「有害事象＝リスク」があることから、治療法の決定にあたっては、薬物投与中止をも検討しなければならないのです。つまり、単に薬の「足し算」ではなく、「引き算」をも考慮に入れて処方することが求められるのです。

高齢者では一般成人の疾患の場合とは異なり、疾患そのものに焦点を合わせた薬物投与ではなく、高齢者自身の生活の質（ＱＯＬ）、認知機能、予後を考慮しなければならないのです。高齢者には生活習慣病をはじめとする慢性疾患が増加する傾向があるため、それぞれの疾患の治療のために薬が処方されます。複数の医療機関を受診している場合、また長期にわたり同じクリニックに通院している場合、医師がそれぞれの処方薬の効果や副作用を十分把握していないと、薬効が重複したり副作用が出現したりすることがあるのです。これらの弊害をなくすためには、医療に携わる職種がそれぞれの視点から意見を述べ総合的に処方薬の妥当性を検討することが求められています。

医師は必ずしも自分の専門外の医薬品やジェネリック医薬品、新薬の情報を把握しているわけではありません。一方、薬剤師は、重複した処方や同効果薬、併用薬禁忌処方を確認することができます。看護師は患者さん自身の身体状況、嚥下《えんげ》機能を確認することで、薬剤の形態、投与方法につき適切に服用できるか、あるいは家族や介護者の状況も参考にして、医師側に処方薬の投与についての情報を提供することができるのです。

医療側ばかりではなく、患者さん側にも問題があります。医師が服用状況を尋ねても、勝手に服用をやめていたり飲み忘れていたりして、服薬状況がわからないまま従来通りに処方することになります。また、受診時に病状を重く訴える、一方では、病状を隠す、あるいは正確に訴えないなどの場合があります。医師側から処方薬を減らされると、薬物に対する過信あるいは依存があり、投与薬減量、中止に抵抗する場合があります。

高齢者投与薬処方については、医師、薬剤師、看護師、セラピスト、患者、介護者のそれぞれの情報を基にして、互いに協働して初めて患者にとって好ましい薬物治療が行われなければならないのです。

ここで、高齢者の場合、薬剤の数が増えることでどんな問題が起こるのかまとめてみましょう。

薬剤有害事象の増加

高齢者では、60歳以上になると7つ以上の薬剤を処方される割合が増え、75歳以上になると、全体の約25%、つまり4人に1人が多剤服用となっています。ところが、処方される薬剤が6つ以上になると、副作用を起こす人が増え、その頻度は約13%と有意に増加することが知られています(図2)。

では、なぜ高齢者では副作用が多くなるのでしょう? その理由は、単に薬の種類が多いということではありません。一般に、薬物の有効量、投与量の判定は、成人の投与を基準として決められています。しかし、高齢者になると、加齢により、薬物を分解、あるいは排泄する、肝臓や腎臓の機能が低下して、薬物代謝や排泄までの時間がかかり、血液中に長く留まり、薬物の作用が強まり、副作用発現、さらに中毒領域にまで達してしまうからです。場合によっては、成人の血液中の濃度の2倍にも達していることがあります(図3)。その結果、高齢者では、転倒リスク、意識障害、臓器機能障害(肝臓機能障害、腎不全、心不全など)のリスクが出てくるのです。日

図2　薬物有害事象の頻度

ポリファーマシー(多剤薬物投与)の弊害
投与される薬剤の種類が6種類以上に増えると有害事象が増加する。(東大病院老年病科入院患者2,412 名の解析より)

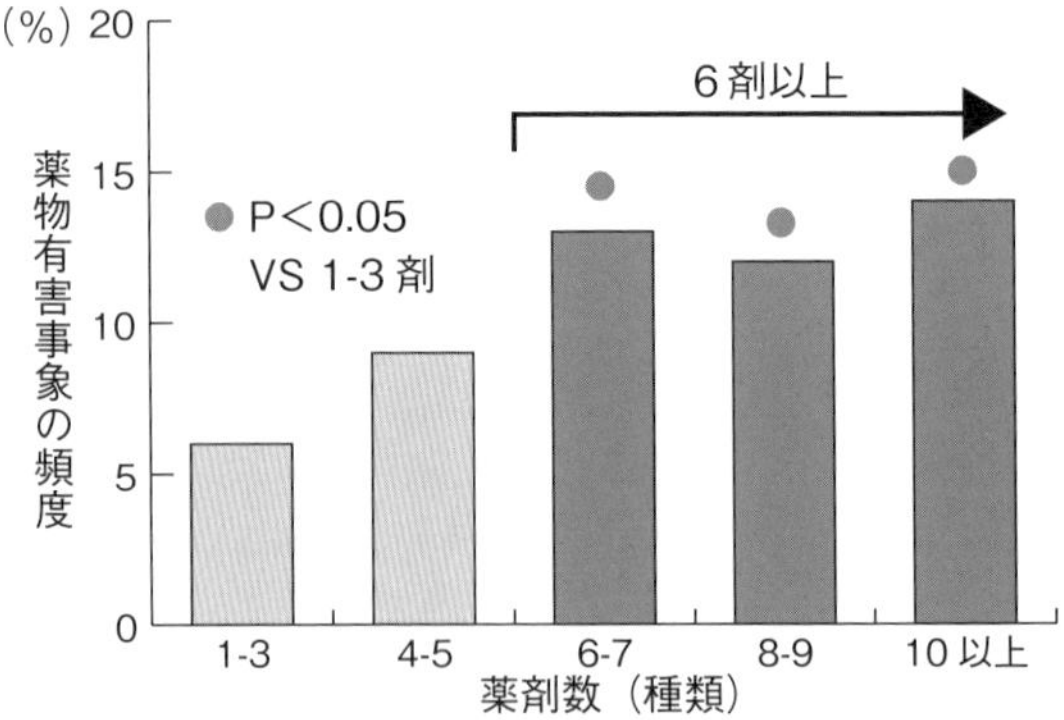

「高齢者の安全な薬物療法ガイドライン 2015」(日本老年医学会)より改変

本老年医学会では「高齢者の安全な薬物療法ガイドライン２０１５」で、75歳以上の人を対象に「特に慎重な投与を要する薬物」をリストアップして、注意を喚起しています。

薬物服用状況の問題—のみ過ぎ、のみ忘れ—

多くの薬剤を一度に服用することになると、薬剤の服用を忘れたり、一度に多数の薬剤を服用するなどの薬物服用に問題が発生します。これらの問題を防ぐために、薬局では投与される薬物を朝、昼、夕、就眠前などに個々に分包化して、適切な服用ができるように工夫されています。

しかし、高齢者では、睡眠、覚醒が一定のリズムではない場合があり、適切な時間に服薬することが難しくなり、服用間隔が短く

図３　高齢者での薬物血中濃度のばらつき

高齢者での薬物血中濃度は若年者に比べて高くなっている。
ゾルピデム（５ｍｇ）催眠薬：若年者に比べて覚醒が遅くなる。

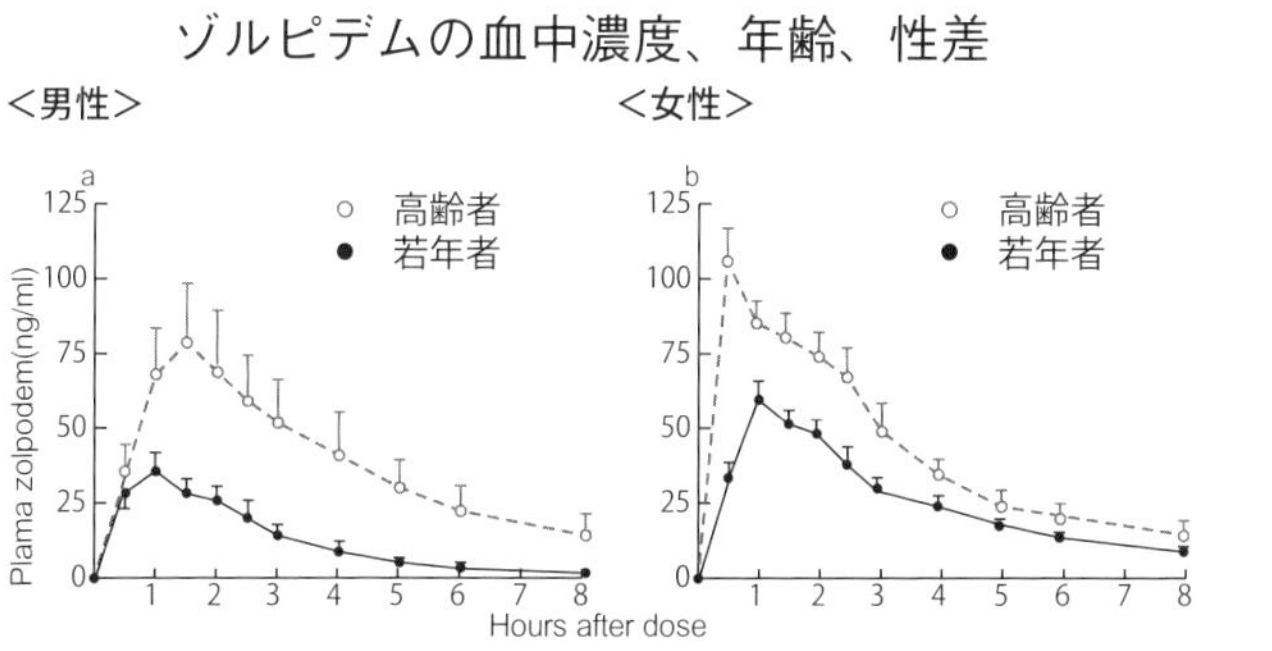

J.O.Olubodun et al.:Br J Clin Pharmacol,56,297-304,2003 より引用

なったりして必要以上に血液中濃度が高くなり、副作用領域にまで達してしまうことにもなりかねません。

医療経済への問題

平成27年度厚生労働省科学特別研究報告によると、年間数百万円から数千万円程度の薬物が服用されないまま、残薬となっているとされています。国民医療費は年々増加しており、約43兆円のうち、薬剤費がその18％程度を占めています。厳密な統計はありませんが、成人の急性疾患に対する薬剤投与に比べ、高齢者に対する多剤処方もかなりの割合を占めているのではないでしょうか（後述）。

3 多剤処方を防ぐにはどうしたらよいか ─医療者への提言─

では、高齢者での多剤服用の問題を防ぐにはどうしたらよいのでしょう。海外では多剤服用を減らす方法として医療側に次のようなプロトコール（投薬中止基準：STOPP criteria ver.2）の活用が求められています。

① 全薬物について処方理由を確認する。

②薬剤の有害事象のリスクを把握し、介入すべきか判断する。
③潜在的なリスクとベネフィットを評価して、中止の妥当性を検討する。
④低リスク・高ベネフィット、患者の希望を考慮して中止薬物の優先順位を決める。
⑤減薬後のモニタリングを行う。

このようなプロトコールにしたがって処方の見直しが行われていれば、無駄な多剤処方の弊害が防げると同時に、患者側にメリットがあるのです。

4 高齢者は控えたい薬―でもよく使われている薬―

前にも述べたように、高齢者では薬物の代謝（分解）や排泄が低下していることから副作用が起こりやすいため、投与を控えたい薬物があります。そこで、日本老年医学会では「特に慎重に投与を要する薬物」として投与を控えたい薬物を「高齢者の安全な薬物療法ガイドライン2015」にリストアップしています。ここでは代表的な薬物について説明します。

糖尿病の薬

糖尿病は、初期の間は自覚症状がなく、中年の時期に行われる会社や地域の健康診断で、血糖値が高いことから発覚し、その後、運動、食事療法、薬物療法で治療を続け、高齢になるまで特に問題なく過ごしてきた人達がいます。長年にわたり、薬物療法を続けたおかげで無事に過ごせたわけですが、高齢になると先にも述べたように、若い時に比べて薬物の分解、排泄が遅れ、薬物の血液中の濃度が高くなり、薬の作用が強く出て低血糖を起こすことがあります。

膵臓《すいぞう》からのインスリンの分泌を促し、血糖値を下げる内服薬（スルホニル尿素系）や、足りないインスリンを注射によって補助するインスリン製剤は、特に高齢者にとって注意すべき薬物です。

低血糖の症状は、手の震え、あくび、動悸、ぼーっとするなどがありますが、高齢者の場合、これらの症状が出ないことがあり、急に意識消失、昏睡状態まで陥ることがあるのです。前のエピソードに示したように、糖尿病薬を服用している高齢男性が運転中に意識が途切れたような感じで危険を感じた、と語っていました。

不眠症への催眠薬、抗不安薬

高齢になるとどうしても睡眠のリズムが崩れて、寝つきが悪い、中途覚醒が起こるなどの症状が出てきます。そこで、かかりつけ医に相談して、軽い催眠薬や、抗不安薬を処方してもらいます。これらの薬は「ベンゾジアゼピン系」の催眠薬、抗不安薬で、ふらつき、転倒などの副作用があり、夜中にトイレに起きる時に転倒して、大腿骨転子部骨折などの事故を起こす例も稀ではありません。また、長い間服用を続けていると薬物依存が起こることもあり、さらに物事を判断する認知能力の低下が起こることもあります。現在、これらの副作用を起こさないとして開発された新しい催眠薬が高齢者に処方されるようになっていますが、決して副作用がないわけではありません。今後の長期にわたる安全性のモニタリングが必要と思われます。

高齢になると気分の不安定、不眠などのうつ状態になることがあります。そんな状態の時に処方される薬に「うつ病治療薬」（三環系抗うつ薬）や「抗不安薬」があります。この薬には便秘、口渇、認知機能低下、眠気、めまいなどの副作用があり、注意が必要です。高齢者には特に認知機能障害を起こすような薬はできるだけ投与を控えるように注意が喚起されています。

循環器系の薬 ― 血圧治療薬 ―

高血圧の治療には様々な作用を持った薬が開発され、すでに長年にわたって治療薬として処方されてきました。確かに血圧が高いと脳出血、心筋梗塞などの心血管系の病気になるリスクがあることが知られています。したがって、高血圧の病態の定義は、今までに収縮期血圧が130㎜Hg以上の場合とされてきました。そのため高齢者にもこの基準に合わせて高血圧治療薬が投与されてきました。この薬の中でベータ（β）遮断薬は、呼吸器病の悪化、喘息発作、徐脈《じょみゃく》などの副作用があり注意が必要です。一方、高齢者では高血圧治療薬で薬の効果が顕著に出て、低血圧となり、意欲の低下、認知機能の低下などの症状が現れてくることがあります。高齢者医療の現場では高血圧の薬を止めると元気になった高齢者の例を少なからず経験しています。

循環器系の薬のうち、特に注意が必要なものは、脳梗塞や心筋梗塞の予防に使われる抗血栓薬です。これは血液が固まらないようにして血栓が出来るのを防ぐ作用がありますが、出血を起こしやすく、胃、腸管からの出血、脳出血を起こすリスクがあります。定期的な血液粘度の検査が必要です。ただし、高齢者に多い「心房細動」と診断された場合、脳梗塞や心筋梗塞予防のため投与されていますので、自己判断で中止したりしないことが肝要です。

高脂血症治療薬

高脂血症の治療薬の場合、どこまでコレステロール値を下げるべきか、高齢者医療の現場では意見が分かれています。コレステロールは細胞の膜の主要な成分であり、この値が低くなると様々な臓器に影響が出てくることは想像に難くありません。高齢者の場合、食欲低下や嗜好の変化でコレステロールを含む食事摂取が少なくなる傾向があり、低コレステロール血症となることがあります。前期高齢期にコレステロール値が高いとして、コレステロール治療薬の服用をそのまま続けていると、後期高齢期ではむしろ低コレステロールとなることがあります。

5 薬に対する依存の問題―あなたが「薬が欲しい」と言っている―

先にも述べたように、私たち日本人はとかく薬に頼りがちになっています。昔、西洋医学が導入される前は漢方医たちは診察料、技術料としての報酬ではなく、「クスリ」を与えることにより、薬代として報酬を得ていました。明治以降になっても医師に診察を求めれば、何らかの薬が投与されるようになり、患者は薬の効果の有無にかかわらず満足していました。昭和時代になり国民健康保険が施行されるようになると、医療側は薬物投与によりかなりの割合で医療報酬を得るようになり、ある時期には「クスリ漬け」とまで言われるようになりました。現在ではこのような状況は改善されているのですが、患者側からすれば高齢者の場合、医療費の負担は1割程度であり、高価な薬物であっても支払い額が少なくて済むのですから、あまり気にしない、むしろ効果があるとする新薬を求める傾向があるのです。医療側も古くから使われている効果が認められている安価な薬より、高価な新薬を処方し、患者側もそれで満足するようになっています。高価な新薬といえども、決して価格に見合うだけの効果があるとはかぎりません。薬に頼る傾向は長年培われてきたわが国の医療制度にあると言っても過言ではありません。病気治療には「クスリ」が万全ではないことに留意すべきです。

ここまで高齢者の薬物服用の問題点について解説してきました。では、高齢者に特有な病気や症状にどのような薬物が処方されているか、具体的な薬物とその効用、弊害について次の章で解説していきます。

第二章

高齢者に多い病気と処方される薬

―その弊害―

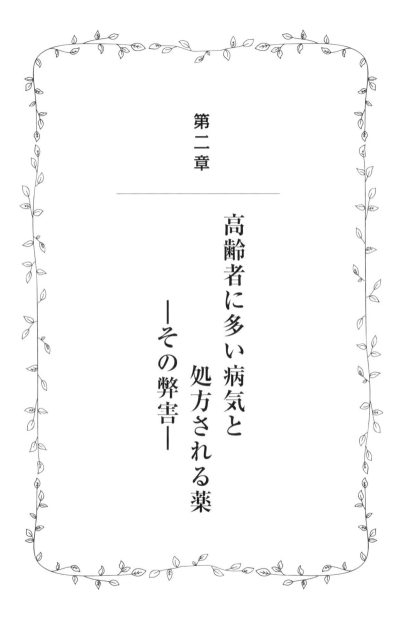

本章では、特に高齢者に見られる20項目の病気の症状とそれに処方される一般的な薬物とその弊害について説明します。薬物の名称は一般名称とその代表的なジェネリック薬を挙げています。一般によく処方されている薬物や注意すべき事項について**太字**で示しています。あなたの症状や病気について、いずれかの項目に該当するかもしれません。どのような薬物が処方されているか、あるいは服用すべきかどうか参考にしてください。

1 風邪とインフルエンザ ― 抗生剤は必要ない ―

(1) 風邪とは?

風邪は医学的には「風邪症候群」とされており、鼻から咽頭部、上気道の急性の炎症の症状を呈する疾患と定義されています。風邪症候群はあらゆる年齢層に発症します。特に高齢者に限った病気ではありません。

どんな症状?

多くの人がすでに経験しているように、鼻症状(鼻水、鼻づまり)、喉の痛み、発熱、頭痛、咳、痰《たん》、全身倦怠感などがあり、個人差がありますが、予後は良好です。

どんな原因？

原因となる病原微生物は、80～90％がウイルスで、約200種類のウイルスが原因とされています。中でも主なウイルスは、エンテロウイルス（夏風邪に多い）、ライノウイルス（冬、小児が罹りやすい）、コロナウイルス（小児期に罹りやすい）が多く、その他、RSウイルス、アデノウイルスなどが含まれます。

どんな治療？

ウイルス性の風邪症候群であれば、安静、水分補給、栄養補給により自然に治癒します。発熱に対しては「解熱剤」、咳には「鎮咳薬」などの対症療法が行われます。**「抗生剤」の投与は必要ありません**。ただし、扁桃が腫れていて、細菌感染が疑われる場合にのみ抗生剤の投与が必要になることがあります。

高齢者では、時に予防的に抗生剤投与を求める、あるいは医師側が処方することがありますが、無駄な抗生剤の投与はいたずらに「耐性菌」の発現を招くことにもなりかねません。

（2）インフルエンザとは？

インフルエンザは「インフルエンザウイルス」によって季節的に感染する全身症状を伴った感染症です。国立感染症研究所感染症疫学センターの発表によれば、シーズンごとのインフルエンザの定点当たり報告数は、インフルエンザウイルスのタイプによって異なりますが、多い年（２０１１年）の定点医療機関からの報告をもとに、定点以外を含む全国の医療機関を1週間に受診した患者数を推計すると、約１４９万人となり、５～９歳約27万人（18・２％）、20代約23万人（15・５％）、10～14歳20万人（13・５％）、30代20万人（13・５％）、０～４歳17万人（11・５％）の順であり、第３週は14歳以下の年齢層での増加が大きかったと報告されています。２０２０年に流行した「新型コロナウイルス」の感染状況に比べれば、はるかに感染者が多いことが見えてきます。特に**高齢者や種々の慢性の疾患を持つ人達では肺炎を伴うなど重症化**することがあります。

どんな症状？

筋肉痛、関節痛、から咳、喉の痛み、無気力が顕著となります。38度以上の高熱が平均２～４日続きます。解熱後もくしゃみや鼻汁が続きます。合併症がなくとも体調が元に戻るまでには、解熱後約1週間はかかります。ウイルスの型では、大人ではB型よりもA型のほうが一般的に症状は強く出ます。潜伏期間は1～5日（平均2～3日間）です。

症状は約1週間で軽快することがほとんどですが、肺炎などを合併することも少なくありません。特に、**高齢者では4人に1人は肺炎になる**とも言われていますので、高齢者の肺炎合併には注意が必要です。

どんな治療？

最初に発売されたタミフルは、効果として、インフルエンザの症状がさらにひどくなるのを抑え、症状が出ている期間を短縮します。ただ、インフルエンザのウイルスが増えていく時期に飲まないと期待するほどの効果はみられず、飲んだからといってすぐに症状が軽減されるわけでもありません。**インフルエンザの症状が出てから48時間以内に服用しなければ効果が低くなります。**２０１０年10月から、インフルエンザ治療薬は、５種類になりました（A型に効果のあるアマンタジンを除く）。

【薬物療法】

- **オセルタミビルリン酸塩（商品名：タミフル）成人はカプセル。1日2回、5日間内服（全世界の8割が日本で処方）**
- ザナミビル水和物（商品名：リレンザ）成人、小児ともに、1日2回、10mg（5mgを2回）、

5日間吸入

●ペラミビル水和物（商品名：ラピアクタ）成人は、1回300mg、約15分間かけて1回点滴

インフルエンザにかかった時の注意

（1）栄養と休養を十分とる…体力をつけ、抵抗力を高めること。無理をしない。

（2）外出を避ける… 病原体であるウイルスをばらまかない。

（3）適度な温度、湿度を保つ…ウイルスは低温、低湿を好み、乾燥しているとウイルスが長時間空気中を漂います。加湿器を使う、室内換気をするなどして対策しましょう。

（4）高齢者では、**急激に重症化**することがあり、呼吸困難がある場合直ちに病院受診する必要があります。肺炎の併発が疑われます。

予防接種

例年12月から3月にかけてインフルエンザは流行ります。特に65歳以上の高齢者や60～64歳で、心臓や腎臓、呼吸器の機能に障害があり日常生活に支障がある人には重症化を防ぐためにワクチンの予防接種が勧められています。ワクチン接種を受けた高齢者は、死亡の危険が1/5、入院の危険が1/3～1/2まで減少することが期待されています（厚生労働省ホー

ムページ)。

ワクチンの有効率

有効率95%というと「ワクチンを接種した100人のうち95人が発病しない」という意味だと思いがちですが、実はそうではありません。それでは、有効率とはいったいどのような意味なのでしょうか?

ワクチンの有効率を90%として見ていきましょう。例えば、Aという感染症のワクチンを接種していない状態の人が100人いて、その100人のうち50人がAにかかったとします。その100人がAのワクチンを接種した場合、Aにかかった人は5人でした。ワクチンを接種していない場合と比べて発病者数は45人減少、つまり、(1－5/50)×100＝90%、割合に直すと90%減ったことになります。この「ワクチンを接種しなかった時に発病した人数が、ワクチンを接種したら何%減ったか」という割合が〝有効率〟です。

インフルエンザワクチンの有効率はその年に流行するウイルスのタイプによって異なりますが、一般に約50%程度といわれています(アメリカ疾病予防管理センター＝CDC)。仮に、ワクチン接種しなかった人の100人中50人が発病、一方、接種した人のうち25人が発病したとすると、25人の発病を予防することができたことになり、その割合は1/2、つまり

50%となります。したがって、ワクチン接種しても発病予防率は1／2程度ということになります。ただし、この有効率はあくまでも発病の抑制を示す割合であり、**高齢者では、たとえ発症したとしても、重症化を防ぐとして、ワクチン接種が勧められているのです。**

2 肺炎 ― 適切な抗生剤の投与が必要 ―

肺炎とは？

年間10〜12万人程度の人達が市中肺炎で死亡しており、死亡原因の第5位を占めるようになっています。さらに、「誤嚥性肺炎《ごえんせい》」での死亡者は約4万9000人程度と報告されています（令和3年厚生労働省人口動態統計）。肺炎の死亡者の95％は65歳以上の高齢者が占めています。もともと肺炎の原因となる細菌は健康な時から口の中にすみついているのですが、高齢者の場合、免疫力が落ちていて風邪やインフルエンザを長引かせてこじらせると細菌やウイルスが気管支や肺胞で繁殖して肺炎になる危険性が高まります。

どんな症状？ ― 一般的な肺炎の症状の特徴 ―

（1）激しい咳や膿のような痰が止まらない、痰に色（緑色や黄色）がついてきた。

(2)38度以上の高熱が続く。
(3)少し動くと息が切れる、呼吸が苦しくて夜寝られない、呼吸がハアハアと増える（1分間に20回以上)、脈拍が増える(1分間に100回前後)、冷や汗が出る。
(4)顔色が悪い。
(5)食欲不振。
(6)咳をすると胸が痛いなどの症状が徐々に強まる。高齢者肺炎患者では食欲不振、全身倦怠感、意識障害が前面に出る。意識障害は、高熱の持続がなくても食欲不振、飲水低下による脱水が高度となりやすく、これに低酸素血症が重なり中枢神経異常をきたし、意識障害を呈する症例は約25％程度に見られます。

高齢者肺炎の特徴

(1)肺炎症状が乏しく、症状が非定型的であるため診断・治療が遅れがちになること。
(2)高齢者肺炎には肺結核が混在していること。
(3)すでに他の病気(糖尿病や心疾患など)に罹っている人が多いので、潜在的な肺炎発症因子や増悪因子を持っているため肺炎が急速に重症化すること（一晩で重症化することも稀ではありません)。

（4）原因として気づかない誤嚥性肺炎が多いこと。

などが挙げられます。

誤嚥性肺炎

誤嚥性肺炎といえば、あたかも食べ物や飲み物を誤って飲み込んで起こる肺炎のように思いがちですが、実は、高齢者では気管支内異物を除去することを目的とした反射運動である「咳」反射が低下しており、さらに、気管支の繊毛《せんもう》運動、蠕動《ぜんどう》も低下しているため、気管支内異物を痰として排出できないことが多いのです。高齢者の肺炎発症機序として最も重要なことは、脳血管障害、長期臥床《がしょう》、QOL（生活の質）低下状態による嚥下障害の存在が多く、本人および家族が気づかない摂食、嚥下障害がしばしば認められ、いわゆる不顕性《ふけんせい》誤嚥が関与している場合があります。つまり、夜間就寝時に口腔内の唾液や食べ物の残りが気道に落ち込み、咳反射が低下しているために気づかずに朝を迎えることになり、誤嚥性肺炎が発症します。

市中肺炎の原因菌

肺炎球菌が最も多く、次いでインフルエンザ桿菌《かんきん》の検出率が高いとされています。しかし、近年の市中肺炎の起炎微生物の動向をみると、一般細菌は以前と同様ですが、マイコプラズマ、肺炎クラミジアあるいはレジオネラ菌など非定型肺炎が増加する傾向がみられています。

どんな治療？

【薬物療法】 基本的には**病院に入院して、抗生剤**で治療を行います。抗生剤には様々な種類があり、適切な抗生剤が投与されます。一般的には、肺炎の原因になっていると思われる菌（肺炎球菌）に有効と考えられている**ペニシリン系、セフェム系の抗生剤**が第一選択として投与されます。

高齢者の場合、患者自身の免疫力低下のため、原因菌の決定をもとにして適切な抗生物質療法を行っても、治療効果が出ない場合があり、他の種類の抗生剤が試されます（特にどんな抗生剤があるかは記載しません）。臨床経過で、低酸素や高炭酸ガス血症が起きて、意識も遠くなっていく時に人工呼吸装着による酸素吸入、炭酸ガス排泄の処置を取ることも治療の選択肢の一つと考えられます。

どこまで積極的な治療を続けるかについては、難しい倫理的な問題を含んでおり、患者自身の病前の意志、家族の希望、要望を十分に勘案し、治療の選択に当たらなければなりません。

肺炎の予防 ― 肺炎球菌ワクチン ―

インフルエンザワクチンと肺炎球菌ワクチンがあります。これは、肺炎の原因で30～40％と最も多い**肺炎球菌に有効率70～80％効果**のあるワクチンです。死亡予防効果60％ほどと報告されています。肺炎球菌には90種類以上の型がありますが、肺炎球菌ワクチンを接種しておけば、そのうちで感染する機会の多い23種類の型に対して免疫をつけることが可能となります。1回の接種で23種類のほとんどに対し必要な免疫ができ、**5年間は有効とされています。高齢者には積極的にワクチン接種を勧めます。**

3 不眠症 ― 短時間作用型催眠薬、転倒に注意 ―

睡眠とは？

健康な成人では、夜に眠りにつくとまずノンレム睡眠（ステージ1・2）の浅い睡眠からステージ3・4の深い睡眠相に入ります（図4）。通常レム睡眠はノンレム睡眠開始から約80分以降に出現し、90分程続きます。このような睡眠パターンは脳波を測定する「睡眠ポリグラフ検査」によって明らかにされます。ノンレム睡眠は一般的に「脳の眠り」といわれていますが、筋肉の活動は休止せず、体温は少し低くなり、呼吸や心拍はゆっくりとなります。いわゆるぐっすりと寝ている状態で、多少の物音で目が覚めることはありません。一般に若い人達では、ステージ２・３のノンレム睡眠が３時間ほどまとまって出現し、その後はステージ１の浅い睡眠になります。睡眠後半にかけて１回ごとのレム睡眠が延長していきます。中途覚醒はほとんどなく、睡眠の効率は良く、ぐっすり眠ったという感覚が得られます。一方、レム睡眠では骨格筋は弛緩していて、休息の状態にあるのですが、脳は活動していて、覚醒状態になっています。レム睡眠時には脳が盛んに活動していることの反映として「夢」を見ることが多いのです。

では、高齢者の場合、睡眠リズムはどのよ

図４　睡眠パターン

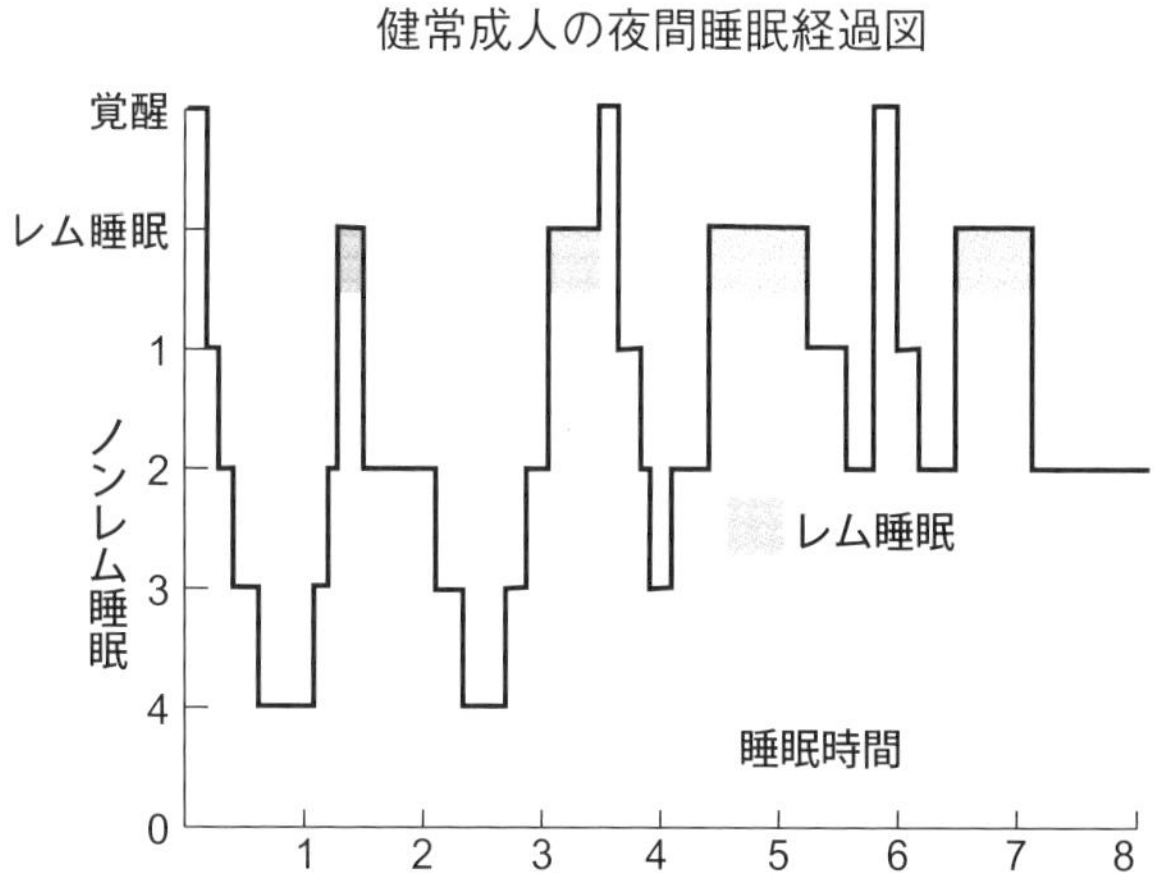

うになっているのでしょう。

不眠症とは？ ― 加齢による睡眠と概日リズムの変化 ―

高齢者の場合、若い人達とは睡眠もパターンが異なってきます。

（1）総睡眠時間は減少する。

（2）ノンレム睡眠ではステージ1・2（浅い眠り）が主体となり、ステージ3・4（深い眠り）が減少する。

（3）中途覚醒が増加して睡眠効率が悪くなる。

（4）ノンレム睡眠の減少と共に、睡眠前半のレム睡眠が増加する。

一方、ベッドに入ってから睡眠に入るまでの時間は若い人達とそれほど違いはありません。つまり、高齢者では若い時に比べて、総睡眠時間と深い睡眠が減り、浅い睡眠が増えるということになります。

さらに、一日の生体リズム（概日《がいじつ》リズム）にも変化が現れてきます。概日リズムを作り出す基となる神経細胞は脳の「視床下部」という場所にあり、メラトニン（睡眠に関連する物質）の分泌、体の内部体温（深部体温）や睡眠・覚醒リズムを調節し、日中は覚醒させ、夜間には眠気をもよおさせるように働いています。

高齢者では、覚醒時刻が早くなり、深部体温の振幅が低下して、この概日リズムが曖昧になってきます。早寝、早起きとなり、夜型から朝方に変わり、一方、昼寝の時間の延長が認められ、多相性睡眠パターンに変化していきます。このように、生体リズムの変化も睡眠構造の変化や不規則な睡眠・覚醒リズム発生の要因となっているとされています。

このような高齢者に起こってくる睡眠リズムの変化は、特に病気を持っていない健康な人でも見られる変化であり、病的ではありません。生理的な自然の経過なのです。

どんな原因？

60歳以上の高齢者では約30％の人達が不眠を訴えているといわれています。特に、中途覚醒、早朝目覚めの訴えが多く、若い人達に比べて2倍も多いと報告されています。さらに、不眠のため、睡眠薬を常用している人達も80歳以上の女性で、20％にも達していたとのことです。

このように多くの高齢者に見られる不眠の原因と思われるのは、高齢者に特有の様々な病気によるものと考えられます。心臓病（不整脈、狭心症、心不全など）、慢性肺疾患（慢性気管支炎、気管支拡張症、気管支喘息）、糖尿病、泌尿器系疾患（膀胱炎、頻尿、前立腺肥大）、整形外科疾患などが多く、痛み、かゆみ、呼吸困難、頻尿などの症状が不眠の原因となっています。高血圧患者では一般に睡眠障害を訴える率が高く、中途覚醒、入眠障害が認められています。糖尿病でも約40％の患者で何らかの睡眠障害を訴えています。

一方、このような病気の治療薬も不眠の原因になることがあり、その中でも、高血圧の治療薬である、**β受容体遮断薬、カルシウム拮抗薬、喘息治療薬である気管支拡張剤、一部のうつ病治療薬、選択的セロトニン再取り込み阻害薬なども不眠の原因**となりますので、注意が必要です。このような治療薬が処方されている場合、かかりつけの医師とよく相談してみてください。特に高血圧治療薬には他にも不眠を起こさない選択肢があります。

さらに、高齢者では社会的孤立、喪失感など心理的、社会的ストレスがあり、これらもまた、不眠の要因となっています。

どんな治療？ ―良質の睡眠を得るための「催眠薬」は？―

【薬物療法】 ところで、睡眠薬を使うのは、なんとなく副作用や依存症が気になるのではないかという不安から、あまり使いたくないと言う方々もいます。確かに、昔は「睡眠薬」のイメージはよくありませんでした。睡眠薬依存になりやすかったのです。現在では、従来の「睡眠薬」という「眠らせてしまう」薬ではなく、「自然な眠りを誘う」薬、つまり「催眠薬」が開発され、安全に使われています。習慣性、依存性は少ないとされています。

高齢者の場合、体内で薬物を分解して排出する能力が若い時に比べて低下しているので、薬の作用、副作用が増強される傾向があります。したがって、薬の作用時間を短くして「自然の眠りに誘う」催眠薬が使われています。そこで、**高齢者には超短時間作用あるいは短時間作用の催眠薬を少量（常用量の半分）**から用い、安全と効果を確かめた後にその人に合った投与量を調節します。ここでは、高齢者向けに比較的よく用いられる催眠薬について説明します。

睡眠を誘うのは、脳の神経細胞の表面にある受容体（GABA受容体）に結合する薬物で、**ベンゾジアゼピン系催眠薬**（催眠作用、抗不安作用、筋肉弛緩作用あり）、**非ベンゾジアゼピン催眠薬**（催眠作用に選択性が高い）と、新たに開発された**メラトニン受容体アゴニスト**があり、入眠困難や中途覚醒などの症状に合わせて適切な薬が使用されています。

（1）超短時間作用薬（主に入眠困難に対して使用される薬）

- **ゾルピデム酒石酸塩（商品名：マイスリー　5mg、10mg）（半減期2時間）1錠**
- ゾピクロン（商品名：アモバン　7.5mg、10mg）（半減期4時間）1錠
- トリアゾラム（商品名：ハルシオン　0.125mg、0.25mg）（半減期2～4時間）1錠

（2）短時間作用薬（主に中途覚醒、早朝覚醒に対して使用される薬）

- **エチゾラム（商品名：デパス　0.5mg、1mg）（半減期6時間）1錠**
- ブロチゾラム（商品名：レンドルミン　0.25mg）（半減期7時間）1錠
- リルマザホン塩酸塩水和物（商品名：リスミー　1mg、2mg）（半減期10時間）いずれか1錠

（3）メラトニン受容体アゴニスト（超短時間作用薬）

●ラメルテオン（商品名：ロゼレム　8mg）（半減期1～2時間）1錠

最近日本でも臨床使用ができるようになったメラトニン受容体アゴニスト（ラメルテオン）は、睡眠誘発に直接関係するとされているメラトニンが結合する受容体に直接結合してメラトニンと同じように睡眠を誘う薬物として開発されました。筋肉弛緩作用がないため高齢者の不眠治療に対して安全性と有効性が示されて、実際に超短時間作用薬として使用されるようになりました。

催眠薬を用いる時に注意すべきこと

高齢者の場合に処方される催眠薬のうち、超短時間作用型の薬物は必ずベッドあるいは寝床に入る直前に服用してください。この薬は服用してから約15分で眠気をもよおしてきます。その後そのまま自然の眠りに入り、朝にはすっきり目覚めます。半減期が2時間ということは、2時間も経てば、血液中の薬の濃度が1/2になるので、眠気をもよおす有効時間は30分から60分です。したがって、この薬を飲んでから起きて用事を足したり、本を読んだりしていると薬の効き目がなくなり、眠気が来ないままになってしまいます。高齢者には、ふらつきが比較的少ないとされている非ベンゾジアゼピン系の**ゾルピデム酒石酸塩（マイスリー5mg）**

が処方されます。一方、**トリアゾラム（ハルシオン）**は、アルコールと一緒に飲むと、眠りにつかないまま起きて普段と変わらない行動をしてしまいます。しかも、その間の記憶がなくなる「**前向性健忘症**」を起こします。アルコールを飲んだら、絶対にこの薬を飲まないことです。

中途覚醒や早朝覚醒に対して用いられる短期作用型薬（**エチゾラム、ブロチゾラム**）は、服用してから2〜3時間の睡眠が可能となります。半減期は約6時間で、仮に10時に服用したとすると、午前4時には血液中の濃度は半分になり、朝起きる時間帯にはほとんど睡眠作用は無くなっています。この薬物でも、服用してからも起きていたり、勝手に服用量を増やしたり、**アルコールと一緒に飲むと、記憶が無くなる「前向性健忘症」**を起こします。

心地よい睡眠を得るには？

さて、高齢になると眠りが浅くなる、朝暗いうち早々に目が覚める、途中で目が覚める、昼間に眠くなるなどの睡眠の不調が起こってくるのは自然の経過です。その状況を受け入れてうまく対処することが一番望ましいのですが、なかなか実行はできません。そこで、少なくとも心地よい睡眠を得るための方法を考えてみましょう。

一つは、睡眠環境を整えることです。もう一つは、ある種の薬物の助けを借りる方法です。まず、ごく当たり前で、皆さんもすでに実行していると思われるのですが、睡眠環境を整えることから始めてみましょう。

（1）定期的な運動…適度な有酸素運動（やや早足の散歩や軽いジョギング、水泳など）をすれば寝付きがよくなります。早朝や夕方に行うと睡眠の質が向上します。

（2）寝室の環境を整える…部屋は暗く、静かで快適な室温を保ちましょう。ただし、24度以上の室温は睡眠を妨げます。夏は冷房で室温を調節するようにしましょう。

（3）規則正しい食生活…空腹は睡眠を妨げます。規則正しい食生活を心がけましょう。睡眠前にスナック類やミルク、チーズなどの軽食をとると睡眠の助けになります。

（4）就寝前の水分摂取…水分は取り過ぎないようにしましょう。コップ1杯程度は睡眠中の脱水予防になりますが、多量の水分摂取は夜間のトイレの回数が増えます。

（5）カフェイン摂取…就寝前のカフェイン摂取は中途覚醒の原因になります。就寝の4時間前からカフェインが入った飲料や食べ物（お茶、コーヒー、チョコレート、清涼飲料水類など）はとらないように気をつけましょう。

（6）アルコール摂取…寝酒は一時的に寝付きをよくしますが、中途覚醒が起こり、睡眠が浅くなります。適度な量を自分で加減してみましょう。

（7）ニコチン摂取…喫煙は精神活動を盛んにして、寝付きを悪くします。就寝前の一服は止めましょう。

（8）就寝前にゆっくりと風呂に入る…40度程度の湯加減の風呂に約10分程度入ると、体の深部体温が上がり、寝付きをよくします。

（9）8時間睡眠にこだわらない…高齢者の平均睡眠時間は約6時間とされています。無理に眠ろうとするとそれ自身、ストレスになり眠れなくなります。

（10）起きる時間を一定にする…高齢者は早朝覚醒になりがちですが、朝早くからの活動は、かえって一日のリズムを朝型にシフトさせる結果になるので控えるのが賢明です。

高齢者の中でも活動的な生活を送っている人は、睡眠障害になりにくいことが分かっています。朝は日光を浴びて体内時計を調節し、昼間の活動性を高めて、できるだけ外に出て太陽の光を浴びましょう。

4 尿路感染症 ― 有効な抗生剤で短期間治療 ―

尿路感染症とは？

尿路感染症のうち最も発症しやすい病気に「膀胱炎」があります。特に高齢の女性が罹りやすいです。排尿時になんとなく不快感や痛みを感じたり、排尿後もすぐ排尿したくなったりする頻尿が出てきます。膀胱に外部から大腸菌などの細菌が尿道を経由して（上行性尿路感染）

膀胱に達し、そこで繁殖して膀胱の粘膜に炎症を引き起こすことによって発症します。特に女性に多い理由は、女性は外陰部～尿道～膀胱までの距離が短く、細菌が膀胱に達しやすくなるからです。

膀胱炎の原因は直腸常在菌による上行性尿路感染で、明らかな基礎疾患が認められない「単純性」と、基礎疾患を有する「複雑性」とに分類されます。急性単純性膀胱炎に罹る患者の多くは性的活動期女性と高齢女性です。一方、複雑性膀胱炎の基礎疾患として、高齢者では尿路の悪性腫瘍や神経因性膀胱などが多くみられます。

どんな症状？

◆**頻尿：**尿意をもよおしトイレに行く回数が増え、時には10分おきにトイレに行くことがあり、それでも尿が残っている感じがします。

◆**排尿痛：**排尿時にキリキリと痛みます。「身がしぶる」と表現されることがあり、排尿の最後の方で痛みが強くなる傾向があります。

◆**尿混濁：**尿の中に白血球や粘膜からはがれた細胞が浮遊し尿が濁ってきます。

◆**血尿：**細菌により膀胱粘膜が傷つけられ出血して、排尿の最後の方で尿が赤く染まるのが多くみられます。

その他、残尿感、膀胱部不快感などがあり、通常、発熱は伴いません。尿検査は診断に必須で、膿尿や細菌尿がみられます。

どんな原因？ ―原因菌―

急性単純性膀胱炎の分離菌は大腸菌が約70％、その他腸内に常在するプロテウス菌や、口腔や腸管に常在するクレブシエラ菌などを含むグラム陰性桿菌があります。急性単純性膀胱炎で最も高頻度に分離される大腸菌Eの薬剤に対する感受性は概ね良好ですが、様々な抗生剤に対する耐性菌が約10％前後認められています。

どんな治療？

【薬物療法】 治療にあたっては、キノロン系薬はグラム陰性桿菌およびグラム陽性球菌いずれにも高い有効性を示します。

（1）キノロン系

● レボフロキサシン水和物（商品名：レボフロキサシン　５００㎎）1錠　3～5日投与

「ＪＡＩＤ／ＪＳＣ感染症治療ガイド２０１９（膀胱炎治療指針）」では閉経前、閉経後に関わらず、第一選択として位置づけられています。

（2）ＢＬＩ配合ペニシリン系
●クラブラン酸カリウム、アモキシシリン水和物（商品名：オーグメンチン　250mg）
　1日3錠　5〜7日投与
（3）セフェム系
●セフカペンピボキシル塩酸塩（商品名：フロモックス　100mg）1日3錠　5〜7日投与

膀胱炎治療上の注意

適切な薬物治療により排尿時の不快感がなくなり、基本的には1週間で治癒しますが、高齢者で寝たきりやオムツを利用している場合、繰り返し膀胱炎を発症することがあります。再発しないために排泄時の陰部周辺の衛生管理が求められます。

一方、健常でも尿を我慢せず、**十分な水分補給**をするように心がける必要があります。実際、高齢者介護施設では膀胱炎予防のためと脱水症状を防ぐ目的で、決まった時間に水分補給を行っています。

処方された薬物の服用を守ることが必要です。朝1回の服用で済む薬物、1日3回服用する薬物があり、服用時間、間隔を間違えないようにしなければなりません。

5 頻尿 ― 原因を明らかに ―

頻尿とは？

「さっき行ったばかりなのに、またトイレに行きたくなった」「夜中に何回もトイレに行く」など、日常生活に支障が出てくる状態で、「1日8回以上、さらに夜間に2回以上の排尿回数の場合」を「頻尿」と定義付けられています。

高齢者の夜間の頻尿は睡眠を妨げるばかりでなく、起きてトイレに行く時に転倒して骨折する原因にもなっています。いずれも、高齢者にとっては加齢に伴う自然の成り行きですので、恥ずかしいからという気持ちで放置するのではなく、これらの症状を起こしている原因を確かめ、適切に対処するよう努めましょう。

排尿の仕組み

尿は腎臓に流れ込んだ血液の中から、老廃物、不要ミネラルがろ過されてつくられ、腎盂《じんう》に集められて、尿管を通って膀胱に溜まります。膀胱に溜まった尿は、尿道を通って体外に排出されます。成人の1日の尿量は1000～1500㎖で、気温や水分摂取量によって異なります。成人の場合、膀胱に溜められる尿量は200～300㎖で、最初に尿意を感じるのは150〜200㎖ほど溜まった時です。それから30〜60分は我慢ができるのが正常と考えられています。そこで、昼間の排尿は3〜4時間ごとが一般的なペースとなります。正常の場合、夜間睡眠中の排尿はありません。せいぜい1回程度です。

どんな原因？ —頻尿を起こす病気—

「さっきトイレに行ったのに、また行きたい」「急に尿意をもよおし、すぐにトイレにかけこむ」などの症状があり、日常生活に支障をきたしている状態で、その症状の背景にはなにかしらの病気があることが原因となっています。頻尿を起こす病気の代表例について紹介しましょう。

◆過活動膀胱：聞きなれない病名かもしれませんが「過活動膀胱」とは、一つの病気ではなく、原因は異なるものの、ある一定の症状が現れる「症状症候群」と呼ばれるものです。尿がそれほど溜まっていないのに膀胱が活動し過ぎてしまう状態で、起きている時に排尿回数が8回以上の場合を「昼間頻尿」、就眠中の排尿回数が2回以上ある場合を「夜間頻尿」と定義されています。他には「今にももれそう」という具合に異常に切迫した尿意が急にやってくる「尿意切迫」があります。この場合、膀胱炎や膀胱がん、尿結石などの病気がないのにも関わらず、急に尿意切迫感が起こります。過活動膀胱は年齢が上がるにつれて発症例が多くなっているとされており、高齢者に益々増えてくるものと思われます。過活動膀胱に対する薬物療法については、あとで説明します。

◆前立腺肥大症：男性特有の病気です（後述）。

◆膀胱炎：膀胱の中に細菌が入り込んで、膀胱の粘膜に炎症を起こす病気です（前節で説明済み）。

◆心因性頻尿：精神的な問題で頻尿になる病気です。ストレスや不安を抱えていると生じやすい症状で、尿をしたいという思いにかられることから起こってきます。不安神経症の症状としても現れてくることがあります。この場合、精神科領域の薬物や抗不安薬が有効です。試験や面接など大切な時に緊張して尿意をもよおして頻尿になるのは、病気ではなく誰にでも起こる現象で、特に気にする必要はありません。

◆糖尿病：糖尿病は血糖を下げる働きをするインスリン分泌不足が原因となり、血液中の血糖値が高い状態が続く病気で、初期の間は無症状ですが、病気が進行すると喉の乾きに伴って水分摂取が多くなり、昼夜を問わず尿量が増え頻尿になります。糖尿病には適切な治療が必要です。

ここに紹介したように頻尿になる原因は様々であり、病院できちんと診察を受けることが大切です。そこで、これらの病気に対してどのような治療法があるのか見てみましょう。

まずそれぞれの病気に合った薬物療法について説明します。

どんな治療？ ― 頻尿に対する薬の効果 ―

【薬物療法】 膀胱の異常な収縮を抑え、神経因性膀胱や過活動膀胱などによる尿意切迫感や頻尿を改善する薬です。膀胱平滑筋は副交感神経終末から放出される「アセチルコリン」という物質に反応して収縮します。平滑筋の表面にはこの物質を受け止めて細胞内に情報を伝達して、平滑筋を収縮させる「ムスカリン受容体」という構造があります。したがって、この受容体をブロックして、アセチルコリンが結合しないようにする薬物「抗コリン作用薬」は、アセチルコリンの作用を阻害して、膀胱の異常な収縮を抑えて尿意切迫感や頻尿などの症状を改善します。

一般的に使用されている薬に次のものがあります。

- **プロピベリン塩酸塩（商品名：バップフォー錠　20mg）1日1回1錠**
- **コハク酸ソリフェナシン（商品名：ベシケア錠　2・5mg、5mg）1日1回1錠**
- オキシブチニン塩酸塩（商品名：ポラキス錠　2mg、3mg）1日3回（1回1錠）

主な副作用は消化器症状で、**口が乾く**、**便秘**、**吐き気**などが現れることがあります。非常に稀ですが、**麻痺性イレウス**（腸が動かなくなってしまう）があり、おなかが張る、著しい便秘、腹痛、吐き気、嘔吐などの症状が続く時はすぐに病院を受診してください。

日頃どんなことに注意すればよいのか

(1)飲み物を控える。利尿作用のある飲み物、例えばコーヒー、お茶、紅茶、ビールなどを飲み過ぎないように注意します。特に就寝前の飲み物は控えるようにしましょう。

(2)ストレスをためない。緊張しすぎた場合、深呼吸をする、軽い運動をする、ぬるめのお風呂に入るなど、自分なりの緊張のほぐし方を日頃から身につけておきましょう。

(3)外出時にトイレの場所を確認しておく。どこにトイレがあるか分からないとよけい尿意が強くなり、不安になります。トイレがない場所に行く時は携帯用のポータブルトイレを用意します。

6 便秘症 ―古くからある便秘薬―

便秘症とは?

本来「便を十分かつ快適に排泄できない状態」で、排便回数の減少(週3回未満)、排便時の肛門周囲の不快感、腹痛、腹部不快感、強く力む必要がある残便感などの症状で特徴づけられています。

高齢者では身体機能が衰え、あちこちに不調が見られるものです。便秘も同様で、60代を超えると悩む人の数がグンと増えてきます。厚生労働省が実施した「平成28年 国民生活基礎調査」によると、人口1000人に対して70・2人の男女が便秘の自覚症状があると回答しています。数が急に増えるのは60代以降です。

「排便が〇日に1回」など、排便の回数で便秘を判断することもありますが、高齢になると食事の量が減る人も多いため、便の回数だけでは判断し難い面もあり、例えば、便の形状がコロコロしていたり、出したいのに出なかったりと、快適に排便できない状態なら便秘の可能性ありといえるでしょう。

どんな症状？―高齢者便秘の原因―

(1)生理機能の衰え…排便で力むときに必要な腹圧や肛門括約筋、腸の蠕動《ぜんどう》運動などの生理的機能が低下します。

(2)食事量の減少…便秘予防に効果的な食物繊維が不足しがちになります。

(3)運動不足…加齢によって身体機能が低下し、身体を動かすのが面倒になったり、そもそも動かすこと自体ができなくなったりといった運動不足も要因です。

（4）薬による副作用…薬の中には消化系の運動を妨げるものもあります。例えば、うつやパーキンソン病の治療に使われる抗コリン薬、高血圧に処方されるカルシウム拮抗薬などは、副作用の一つに便秘が挙げられています。

どんな治療？―医師から処方される便秘薬―

【薬物療法】多くの高齢者が便秘の症状を抱えてかかりつけ医に相談したり、病院を受診します。医師は便秘の原因が他の病気によるものではないことを確かめた上で、その人に合った便秘薬を処方します。一般的にクリニックや病院に昔からある定番の常備されている便秘薬を紹介します。

●**酸化マグネシウム（商品名：マグミット　330mg、500mg）1日1～3錠**

作用：大腸から水を取り込み、便の水分を増やして軟らかくする。作用発現は8～10時間後

●**センノシドA・B（商品名：プルゼニド　12mg）1日1錠（眠前）**

（商品名：アローゼン〈センナ〉　0.5～1g、散剤）1～2回

作用：大腸を刺激して蠕動運動を活発にして排便を促す。作用発現は8～10時間後

●ピコスルファートナトリウム水和物（商品名：ラキソベロン内用液0.75％、ピコスルファー

ト内用液0・75％）症状に合わせて滴数で調節

【新しいタイプの便秘薬】

最近発売されている便秘薬はいずれも便の水分を増加させ便を膨張させ、大腸を刺激して排便を促す作用を持っています。生理的な作用に近い効果があり、比較的長く使い続けても効果は落ちません。ほとんど体内に吸収されないか、吸収されてもすぐに分解されるので副作用が少ない薬に設計されています。

●マクロゴール4000（商品名：モビコール配合内用剤 LD）粉を水に溶かして飲む。

●ラクツロース（商品名：ラグノスNF）ゼリータイプ

●エロビキシバット水和物（商品名：グーフィス錠　5㎎）1日1回2錠、食前服用。胆汁酸の分泌を促し、大腸の水分分泌を促す。

●リナクロチド（商品名：リンゼス錠　0・25㎎）1日1回2錠、食前服用。腸のある特殊な受容体（GC－C受容体）を刺激して腸内の水分を増やす。

【便秘薬服用時の注意】

従来の代表的な便秘薬のうち、酸化マグネシウムは便を軟らかくするタイプで長期間にわたり利用できますが、高齢者では腎臓の働きが悪くなっているため血液中のマグネシウムが過剰になり、**眠気**、**吐き気**、**脱力**などの症状が起こることがあり、注意が必要です。

プルゼニドは大腸を直接刺激して排便を促す薬で、時に腹痛、下痢を起こすことがあります。一方、長期服用によって効き目が悪くなることがあります。便秘薬を長期に服用していると、下痢、腹痛などの症状が出てくる場合があります。医師とよく相談してください。

便秘にならないために

(1) 規則正しい食事習慣をつけること。朝食をとる。夜間の飢餓状態から胃に食物が入ると反射的に大腸の動きが活発になります。
(2)食物繊維の多い食材を意識的に食べる(豆類、芋類、海藻、果物、雑穀など)。
(3)マグネシウムを多く含む食材を食べる(海藻、玄米、納豆、ナッツ類など)。
(4)ヨーグルトや乳酸菌飲料を摂取する。
(5)適度な水分補給を心がける。
(6)適度な運動を心がける。

7 高血圧症 ―高齢者では血圧を下げ過ぎない―

血圧とは？

血圧とは動脈の中を流れる液体（血液）が血管の内壁にかける圧力のことです。一定の量の血液が心臓から動脈に送りこまれる時、血管が収縮していると血管に対する圧力が強くなり、これを「収縮期圧」といいます。一方、血管が拡張している時の圧力は低くなり、これを「拡張期圧」といいます。一般的に、血圧の「上の値、下の値」といわれるのが、「収縮期圧、拡張期圧」のことです。血圧は心臓から拍出される血液量（拍出量）と血管の内径の弾力性によって決まっています。したがって、血液量が多ければ血管壁には強い圧力が加わることになり血圧は上がります。また、血管壁の弾力性が低い場合、つまり、収縮したり硬くなっているような場合も血圧が上がります。

高血圧症とは？

高血圧症の基準は臨床での研究が進み、高血圧で起こる心臓病や脳梗塞を予防するために、血圧の基準値が年々変わってきました。従来は収縮期圧１４０㎜Hg未満かつ拡張期圧90㎜Hg未満でしたが、現在では、**降圧目標**として、その値が、**収縮期圧（上の血圧）１３０㎜Hg未満で、**

拡張期圧（下の血圧）80未満に変わりました。上を130未満で下を80未満まで下げれば、高血圧が原因で起こる**心筋梗塞**、**脳梗塞**などの合併症を予防できるとされています。なお、これらは75歳未満の場合です。

高齢者の高血圧

血圧は年齢と共に上昇することが知られており、高齢者ほど血圧は高くなっていきます。同時に高血圧の合併症の発現も増えていきます。そこで、日本老年医学会は「高齢者高血圧診療ガイドライン（2019年改訂）」を発表し、高齢者の高血圧治療について降圧薬開始基準となる血圧値と到達目標について詳しく述べています。それによれば、75歳以上で、自力で通院可能な健康状態であれば、140／90㎜Hg（収縮期圧／拡張期圧）以上の血圧レベルをもって降圧薬投与開始の基準とし、**140／90㎜Hg未満**を降圧目標とするとしています。しかし、75歳以上で、外来通院できないほど身体能力が衰えている場合や認知症の患者では、個別に判断すべきと、推奨しています。

高齢者医療の現場では、極端に血圧を下げる薬を投与された患者さんが活力を失い、**疲労感**、**うつ状態**、**立ち眩み**、**記憶力減退などの症状**を示している例を見ることがあります。高齢で慢性疾患の患者さんに対しては単に血圧を下げればよいとは限らず、患者さんの全体状態を勘案した投薬が望まれるのです。**過度の降圧はふらつきに伴う転倒や失神のリスクを増加**する可能性があり、それに伴う外傷や骨折は高齢者での寝たきりの原因ともなりうることに注意することが必要なのです。

どんな治療？―高齢者に推奨される降圧薬―

【薬物療法】 高血圧治療薬の進歩は目覚ましいものがあり、多くの薬剤が開発され臨床の現場で使用されています。それぞれの薬物には特有の効果と共に副作用もあり、高齢者に投与される薬物については慎重に検討されるようになっています。

日本老年医学会、高血圧学会、腎臓学会などの学会は高齢者の高血圧治療薬について詳しい指針を定めています。いずれの指針でも、それぞれの高血圧治療薬について作用、効果、副作用、注意すべき点について記載されています。ここでは、いずれの学会も推奨する高齢者高血圧治療に使用される薬物について説明します。

第一選択肢として、①**カルシウム拮抗薬**、続いて②ACE**阻害薬（アンジオテンシン変換酵素阻害薬）**、ARB**（アンジオテンシンⅡ受容体拮抗薬）**、③**利尿薬**、これら3種類の薬物の組み合わせが挙げられます。現在では、これらの薬物は開発されてからすでに長年経過して特許期限が切れているため、様々な類似薬（ジェネリック薬）が市場に出回っています。例えば、ACE阻害薬の場合では、先発品32種類に対して、後発品は193種類にも及んでいます。したがって、あなたに今処方されている薬物がどんな種類であるか「お薬手帳」や薬局から渡される「処方薬情報」で調べておきましょう。ここでは、よく処方される代表的な薬物について簡単に説明することにします。

いずれも高血圧治療薬の作用は、基本的に血管の緊張を取り血管を拡張させ、血液流の抵抗を低くすることでその作用を発揮します。ここでは代表的な商品名を挙げています。

(1)カルシウム拮抗薬　**(商品名：アムロジピン錠　2・5mg、5mg)1日1錠**

(商品名：ノルバスク錠　2・5mg、5mg)1日1錠

(商品名：アダラート錠　20mg、40mg)1日1錠

(2)ACE阻害薬　**(商品名：カプトリル錠　12・5mg、25mg)1日1錠**

(商品名：タナトリル錠　5mg、10mg)1日1錠

(商品名：レニベース錠　5mg、10mg)1日1錠

ARB　**(商品名：ロサルタンK錠　25mg、50mg)1日1錠**

(商品名：カンデサルタン錠　2mg、4mg)1日1錠

(商品名：バルサルタン錠　40mg、80mg)1日1錠

(3)利尿薬　**(商品名：フロセミド錠　20mg、40mg)1日1錠**

降圧薬の副作用

高血圧の治療薬はすでに長年にわたって使用されており、それぞれの薬の副作用についてはよく知られていると同時に安全性も確かめられています。しかし、高齢者の場合は、高血圧症以外に様々な慢性の病気を抱えており、それらに対する治療薬も処方されている場合が多いので、薬物服用により体調の不具合が出てきたとしても、どの薬によるものか判らない場合があります。

ここでは一般的に知られている高血圧治療薬の副作用について簡単に記載します。いずれも、高血圧治療薬は長期にわたって服用しなければなりませんから、安全性については十分考慮されています。副作用についてはその頻度は低いので安心して服用してください。

(1)カルシウム拮抗薬…顔がほてる、尿量が増加する、脚のむくみ、歯肉の腫れ
(2)ＡＣＥ阻害薬…から咳
　ＡＲＢ…めまい、動悸
(3)利尿薬…脱水、血糖値上昇、痛風

薬物に頼らない血圧コントロール

高齢になれば血圧は次第に高くなり、日本人の高齢者のうち５人に１人は高血圧症になる

といわれています。高血圧になる危険因子は、年齢、遺伝的素因、生活習慣です。

高血圧になる生活習慣は次のものが考えられます。

①塩分のとりすぎ　②運動不足　③暴飲暴食　④過度の飲酒　⑤食事のアンバランス　⑥自律神経アンバランス　⑦喫煙

これらの因子をそれぞれ解消、改善することが高血圧の予防、治療につながります。

（1）食生活の見直し

塩分を控えめにする（1日6g未満）。

野菜、果物をとる（カリウム、ビタミン摂取）。

腹八分目にする。

適度な飲酒（酒1合程度、ビール500㎖程度）。

（2）適度な運動

毎日30分程度の軽い運動（有酸素運動、軽いジョギング）をする。

（3）生活習慣の見直し

睡眠リズムを整える（6時間の睡眠時間）。

休養をとる。

ストレスをためない。

8 糖尿病 ― 低血糖に注意、漫然と服用しない ―

糖尿病とは？

糖尿病は、膵臓から分泌される「インスリン」というホルモンが十分に働かないために、血液中を流れるブドウ糖という糖（血糖）が増えてしまう病気です。インスリンは血液中のブドウ糖の濃度に反応して膵臓から分泌され、ブドウ糖を細胞の中に取り込ませることにより、常に血糖を一定の範囲に収める働きを担っています。しかし、この働きが悪くなったためにブドウ糖の濃度が高いままになっている状態が「糖尿病」なのです。

血糖の濃度（血糖値）が何年間も高いままで放置されると、血管が傷つき、将来的に心臓病や、失明、腎不全、足の切断といった、より重い糖尿病の慢性合併症につながります。

どんな症状？ ― 高齢糖尿病の症状 ―

私たちの体は年齢と共に体力が衰え、それぞれの器官の働きも低下してきます。例えば、心臓や呼吸、運動機能の衰えなどが実感されます。それぞれの臓器の機能低下と同様に膵臓のインスリン分泌機能も衰えてくる、あるいは効果が得られなくなるため、高齢になるほど糖尿病になる割合が増えてきます。

では、高齢者での糖尿病の特徴はどんなものがあるのでしょう。

(1)高齢の糖尿病の方は食後の血糖値が高くなる傾向にあります。

(2)血糖値が下がりすぎた場合、発汗、動悸、手のふるえなどの低血糖症状が出現しにくくなるので、糖分をとるなどの対応をしないと重症な低血糖になることがあります。

(3)糖尿病治療薬の効果が強く出て、重症の低血糖になり、転倒・骨折や、認知症、心血管疾患の発症につながります。

(4)脳梗塞や虚血性心疾患、下肢末梢動脈疾患になる頻度が高くなっています。

どんな原因?

糖尿病になるとインスリンが十分に働かず、血糖を筋肉や他の細胞にうまく取り込めなくなるため、血液中に糖があふれてしまいます。これには、2つの原因があります。

◆インスリン分泌低下：膵臓の機能の低下により、十分なインスリンを作れなくなってしまう状態で、細胞への糖の取り込み機構が働かなくなっているため、糖が細胞の中に入れず、血液中にあふれてしまいます。

◆インスリン抵抗性：インスリンは十分な量が作られているけれども、糖取り込み機構が発揮できない状態。運動不足や食べ過ぎが原因で肥満になると、インスリンの糖取り込み機構が働きにくくなります。この機構に働きかけるインスリンは十分に分泌されているにもかかわらず、細胞内への取り込みが悪くなり、血液中に糖があふれてしまいます。

どんな治療？

【薬物療法】

◆インスリン製剤（注射薬）：ゆっくりと吸収されて作用するもの、すぐに効果が現れてくるもの、その中間型と、作用時間が異なる様々な注射製剤が病状に合わせて処方されています。すでに、インスリン製剤の自己注射を行っている高齢者はかなりの数に上っています。

◆経口血糖降下薬：インスリン注射で血糖値をコントロールしなければならないほど重症ではない糖尿病には経口糖尿病治療薬が使われています。現在使用されている経口血糖降下薬は、大きく分けてその作用から3つに分類されます。

※多くの薬物が開発されているので商品名はそれぞれの製薬会社によって異なります。したがって、次に示す商品名は代表的な薬物の名称です。

(1)インスリンを出しやすくする薬

●スルホニル尿素薬…グリベンクラミド（商品名：グリベンクラミド）

●速効型インスリン分泌促進薬…グリニド薬（商品名：ナテグリニド）

●ＤＰＰ−４阻害薬…シタグリプチンリン酸塩水和物（商品名：ジャヌビア）

（２）インスリンを効きやすくする薬

●ビグアナイド薬…メトホルミン塩酸塩（商品名：メトグルコ）

●チアゾリジン薬…ピオグリタゾン塩酸塩（商品名：アクトス）

（３）糖の排泄や吸収を調節する薬

●α（アルファ）グルコシダーゼ阻害薬（α−ＧＩ）…アカルボース（商品名：グルコバイ）

●ＳＧＬＴ２阻害薬…イプラグリフロジンＬ−プロリン（商品名：スーグラ）

このようにそれぞれ作用が異なる薬で、病態に合わせて処方されています。現在高齢者に一般的に使われている経口糖尿病薬の注意点について説明します。

高齢者にとって注意すべき薬物と副作用

（１）ビグアナイド薬、ＳＧＬＴ２阻害薬：単独の使用では比較的低血糖が起こりにくい薬です。しかしながら、高齢者、心臓、肝臓、腎臓の働きが低下している患者さんでは意識障害をもたらす乳酸アシドーシス（血中の乳酸が異常に増えて、血液が酸性になった状態）が起こる危険性があります。これらの薬剤を服用中は、水分を１ℓ以上摂取するようにします。

（2）スルホニル尿素（SU）薬：長期的に飲んでいると効果がなくなることがあります。この薬は食事の有無に関係なく長時間膵臓からインスリンを分泌し続けます。確実に血糖値を下げるという利点はありますが、膵臓の疲弊を招き、薬剤を増量しても効果がみられなくなる（二次無効）ことがあります。この点については医師の総合的な判断が必要です。

（3）αグルコシダーゼ阻害薬：飲み方に注意が必要です。これらは食直前に飲む薬ですが、食直前とは食事の5～10分前のことをいいます。αグルコシダーゼ阻害薬は食事をしたときの糖の吸収を緩やかにするため食直前でなければ効果がなくなってしまいます。

（4）速効型インスリン分泌促進（グリニド）薬：速効型インスリン分泌促進（グリニド）は即時的に膵臓からインスリンの分泌を促します。インスリンの作用によって低血糖を引き起こす危険性があるため、食事からの糖の吸収が始まる食直前に薬を服用する必要があります。

9 脂質異常症（高脂血症）―低コレステロール血症に注意―

脂質異常症（高脂血症）とは？

中性脂肪やコレステロールなどの脂質代謝に異常をきたし、血液中の値が正常域を外れた状態をいいます。一般的には「高脂血症」と呼ばれ、その診断基準は、①総コレステロール、LDL（悪玉）コレステロール、中性脂肪のいずれかが高い、②HDL（善玉）コレステロールが低いこと、とされていました。一方、総コレステロールが高い人のなかには、LDLコレステロールが正常で、善玉のHDLコレステロールのみが高い場合もあり、「高脂血症」と呼ぶのは適当でないことなどから、2007年4月に日本動脈硬化学会がガイドラインの改訂を行い、診断名を「高脂血症」から「脂質異常症」に変更しました。

【診断基準】

（1）LDLコレステロールが140mg／dl以上の「高LDLコレステロール血症」
（2）HDLコレステロールが40mg／dl未満の「低HDLコレステロール血症」
（3）中性脂肪が150mg／dl以上の「高トリグリセライド血症（高中性脂肪血症）」

のいずれかを診断基準にしています。総コレステロールはあくまでも参考値としての記載にとどめ、診断基準から外されました。

どんな原因？

脂質異常症の発症には、生活習慣に関連する原因があります。過食、運動不足、肥満、喫煙、アルコールの飲みすぎ、ストレスなどが関係しているといわれています。特に、おなかの中に脂肪がたまる「内臓脂肪型肥満」の方はLDLコレステロールや中性脂肪が多くなり、HDLコレステロールが少なくなりやすい傾向があります。

また、遺伝的な要因によって起こる「家族性高コレステロール血症」と呼ばれているものもあります。このタイプは、遺伝性ではないタイプのものに比べてLDLコレステロール値が著しく高く、動脈硬化が進行しやすいことが知られています。親や祖父母、きょうだいなど血のつながったご家族に脂質異常症や55歳未満（男性の場合）または65歳未満（女性の場合）で心筋梗塞を起こした方がいる場合、家族性高コレステロール血症の可能性が高いため、まず、ご自身のLDLコレステロール値を確認してみましょう。

コレステロールの「善玉」「悪玉」とは？

このLDL、HDLとはそれぞれ、Low Density Lipoprotein（LDL=低比重のリポタンパク質：悪玉）、High Density Lipoprotein（HDL=高比重のリポタンパク質：善玉）の頭文字で、脂肪と結合して脂肪分を運ぶ「リポタンパク質」のことです。体内のコレステロール運搬を担うリポタンパク質の違いで、含まれる脂肪の濃度や体内での脂肪運搬の機能が異なっています。

◆**LDL（悪玉）コレステロール**：本来、細胞内に取り込まれて、ホルモン産生、細胞膜の形成などの役割を担いますが、血中に多く存在すると血管壁に沈着、蓄積し、血管の壁で炎症反応を起こして血管の内壁を傷つけ、**動脈硬化に起因する心筋梗塞や脳梗塞などの誘引**となることが知られています。

◆ＨＤＬ（善玉）コレステロール：組織に蓄積したコレステロールの除去、抗酸化作用、血栓予防作用、血管の内壁の維持、血液を固まりにくくする作用で、**動脈硬化を防ぐ作用**があると考えられています。

高脂血症の作用―危険な病気になる―

コレステロール値に異常がある（特にＬＤＬコレステロール値＝悪玉が高い）と、血管内に血栓ができて血管内は細くなり血流が低下したり、動脈壁が硬く変性して動脈硬化が進み、脳梗塞、心筋梗塞など血管系の病気が起きやすくなります。中性脂肪値が高いと急性膵炎を起こすこともあります。家族性高コレステロール血症では皮膚やアキレス腱などに黄色腫が発現することもあります。すなわち、次の病気の危険があります。

①脳梗塞、脳出血　②心筋梗塞　③狭心症　④大動脈瘤　⑤大動脈解離

⑥閉塞性動脈硬化症　⑦腎臓障害

どんな治療？ ―食事療法、運動療法、そして薬物療法―

まず検査でコレステロールが高いと診断されたら、動脈硬化を進行させないようにすることが治療の重要な目的です。食生活を見直すことが必要です。

食事や運動を含んだライフスタイルの改善を行い、それでもコレステロールの値が減少しない場合には、動脈硬化による病気を防ぐため、食事療法、運動療法と同時に、「薬物療法」が追加されます。

(1)食生活を見直す…脂肪分の少ない食事に改善する、適切な食事カロリー管理を行う。

(2)運動量を見直す…1日15～30分の軽い運動(ジョギングなど)をする。

(3)適正体重に近づけると同時に内臓脂肪を減らす。

【薬物療法】―コレステロール治療薬―

◆開発の経緯：コレステロール治療薬開発の歴史は古く、1971年日本の製薬会社の研究員・遠藤らにより、細胞膜の骨格を形成するメバロン酸の合成に必要な特殊な酵素（HMG-CoA還元酵素）の作用を阻害する酵素（メバスタチン）が青カビから発見され、この酵素がヒトやサルの血液中のコレステロール値を下げることがわかりました。

一方、アメリカの製薬会社メルク社はコウジカビの一種からロバスタチンの分離に成功し、これらの研究により様々な種類のスタチン系の薬物の開発につながりました。1987年にアメリカで食品医薬品局（FDA）により承認され、臨床応用されることになったのです（この研究においてマイケル・ブラウン博士、ジョセフ・ゴールドシュタイン博士は1985年ノーベル生理学賞を受賞している）。

◆代表的な薬：多くの薬品が臨床応用されてから長年経つのでジェネリック医薬品が多く、
いずれも肝臓でのコレステロール合成の際、HMG-CoA還元酵素阻害により
血液中のコレステロールを低下させることで血清脂質を改善します。

●プラバスタチンナトリウム（商品名：メバロチン　5mg、10mg）1日1回1～2錠（症状により増量20mgまで）

●シンバスタチン（商品名：リポバス錠　5mg）　1日1回1錠（症状により増量20mgまで）

●ローコール（商品名：フルバスタチン錠　20mg）　1日1回1錠（症状により増量60mgまで）

◆主な副作用：発疹、かゆみ、吐き気、嘔吐、下痢、倦怠感、頭痛など。

（注意すべき副作用）

・筋肉のこわばり、脱力感、赤褐色尿（横紋筋融解症、ミオパチー）

・食欲不振、倦怠感、皮膚や白目が黄色くなる（肝障害、黄疸）

・筋肉や関節の痛み、全身倦怠感、発熱（ループス様症候群、血管炎）

・発熱、から咳、息苦しい（間質性肺炎）

高齢者における薬物療法―どこまで服用し続けるか?―

高齢者における高脂血症薬物療法に関しては多くの研究があり、日本老年医学会では、「高齢者脂質異常症診療ガイドライン２０１７」で詳しく説明しています。基本的には、以下の項目に要約されます(「高齢者脂質異常症診療ガイドライン２０１７」より)。

(1)高齢者におけるスタチン治療は冠動脈疾患の二次予防効果が期待できる。

(2)前期高齢者(75歳未満)の高ＬＤＬコレステロール血症に対するスタチン治療は冠動脈疾患、非心原性脳梗塞の一次予防効果が期待できる。

(3)後期高齢者(75歳以上)の高ＬＤＬコレステロール血症に対する脂質低下治療による一次予防効果は明らかでない。

65歳から82歳の高齢者を対象とした多くのスタチンによる臨床研究で、65歳以上の高齢者において、スタチンは有意に心血管イベントの発症リスクを低下させることが示されており、高齢者においてスタチン治療はプラセボ(偽薬)と比較して、総死亡を15%減少、冠動脈疾患死を23%減少させ、致死性・非致死性心筋梗塞を26%減少させ、致死性・非致死性脳卒中を24%減少させたという報告があります。

しかし、研究の対象は75歳未満の高齢者が大多数を占め、**75歳以上の高齢者に対するエビデンス(根拠)は少ない**とされています。したがって、75歳以上の高齢者の一次予防に関して、スタチンによる脂質低下治療を行うかどうかは主治医の判断に委ねられているといえます。

高齢者では複数の疾患を有し多剤を服用している患者が多いため、副作用の発現などリスク・ベネフィット（利益）を考慮した上での投与が求められます。**高齢になれば脂質の多い食事をとることも少なくなり、食事量も減少しており、特に抗コレステロール薬を服用する必要はありません。**一方、高リスクの患者におけるスタチン使用の意義に関しては今後さらに検討する必要があります。

10 慢性腎臓病（慢性腎不全）―食事療法から原因疾患薬物療法へ―

慢性腎不全とは？

年齢とともに腎臓の働きは低下しますが、何らかの原因で腎臓機能に問題が生じて「慢性腎臓病（CKD）」が数年にわたり進行することで正常に働かなくなる病気です。慢性腎不全は腎臓のろ過能力が正常時の30％以下となり、体内の正常な環境を維持できない状態のことをいいます。腎機能の回復は見込めず、高度な腎機能低下の場合、多くは末期腎不全（腎臓のろ過能力が15％未満）へと進行し、生命に危険をきたします。

どんな症状？

腎機能の低下に伴って、現れる症状は次の通りです。

（1）尿量の変化…夜間の尿量増加、頻尿（末期腎不全まで進行すると尿量が減る）

（2）尿毒症…疲労感、吐き気、食欲不振、かゆみ、頭痛、動悸、息切れ、脈の乱れ、呼吸困難など（進行するとけいれんや意識障害が起こる）

（3）その他…むくみ、高血圧、貧血、骨がもろくなる、アシドーシス（体液が正常よりも酸性に傾いた状態）、血清カリウム値の上昇、不整脈など

どんな原因？

急性腎不全をもたらす原因には、下痢、出血、やけどなどによる急激な脱水、様々な原因による血圧低下、重症の感染症、腎結石をはじめとする尿が出なくなる病気などがあります。

一方、慢性の腎不全をもたらす病気や慢性腎臓病（ＣＫＤ）を引き起こす原因として最も多いのは次の通りです。

（1）糖尿病（慢性腎臓病の35～40％を占める）

（2）高血圧（慢性腎臓病の30％を占める）

（3）糸球体《しきゅうたい》腎炎、多発性嚢《のう》胞腎などの腎臓の病気

（4）加齢による腎臓の変化、尿路結石や前立腺肥大などによる排尿困難、薬物性の腎障害

7～8割の慢性腎臓病はもともと糖尿病、高血圧などの生活習慣病がベースとなっているため、腎臓の治療だけでなく、これらの治療や生活習慣改善が必要となります。

◆**診断**：慢性腎臓病（ＣＫＤ）は、腎機能の低下を伴う重篤な進行性の疾患で、多くの場合、心疾患、脳卒中の発症リスクの増加と関連しています。世界で8億4000万人以上、日本では約1300万人が罹患《りかん》していると推定されています。

しかしながら、その診断率は低く、90％の患者さんは罹患していることに気がついていません。

（1）尿検査、画像診断、血液検査、病理などで腎障害の存在が明らかであり、特に尿中0・15ｇ／gCr以上のタンパク尿（30㎎／gCr以上のアルブミン尿）がある。

（2）糸球体濾過量（ＧＦＲ）が60㎖／分／1・73㎡未満に低下していること。

（3）（1）と（2）いずれか、または両方が3カ月以上持続する。

（4）血清クレアチニン値、年齢、性別からおおよその糸球体濾過量（ＧＦＲ）として、18歳以上であれば**推算糸球体濾過量（ｅＧＦＲ）**を計算式より求める。

どんな治療？

慢性腎臓病の治療は、大きく分けて2段階あります。できるだけ腎機能を落とさないようにする保存療法と薬物療法があります。

(1)食事療法を行う段階

進行予防治療では、血糖値や血圧を薬で厳格にコントロールするとともに、タンパク制限食を行うことが基本です。適度な食事と運動、血圧測定、肥満予防、こまめな水分補給などを心がけてください。慢性腎臓病になってしまったら、タンパク摂取量の制限のほか、食塩、カリウム、リンの摂取量、水分摂取量にも気を配らなければなりません。

(2)薬物療法

慢性腎臓病の原因や病態に合わせてそれぞれ処方される薬物は異なります。

①血圧を調節して腎機能を助ける薬物…高血圧治療薬（「高血圧」項目参照）

②老廃物を体内から排出する薬物…よく処方される代表的な薬物

利尿薬

- **フロセミド（商品名：ラシックス　20mg、40mg）1日1錠**
- スピロノラクトン（商品名：アルダクトンA　25mg）1日2～4錠
- トリクロルメチアジド（商品名：フルイトラン　1mg、2mg）1日2～4錠いずれの薬物も急性腎不全の場合、病態に合わせて慎重に投与されます。

③血液を作る機能を助ける薬物（骨髄での赤血球産生を促す腎臓から放出されるホルモン）

慢性貧血治療薬

●**エリスロポエチン（エスポー皮下用24000シリンジ）1回6000単位　1週1回投与**

④イオンバランスを調節する薬物（よく処方される代表的薬物）

カリウム吸着薬

●**ポリスチレンスルホン酸カルシウム（商品名：アーガメイト20％ゼリー　25g）1日75〜150gを2〜3回に分けて投与**

（商品名：カリメート散）1日15〜30gを2〜3回に分けて投与

リン吸着薬

●クエン酸第二鉄水和物（商品名：リオナ錠　250mg）1日2〜3回（1回2錠）

●沈降炭酸カルシウム（商品名：沈降炭酸カルシウム錠　500mg）1日3gを3回に分けて投与

(3)透析療法 ― 極端に腎機能が低下した場合 ―

腎臓に代わり、透析療法または腎移植によってその機能を肩代わりする段階です。腎機能が健常者の15％を切った段階を「末期腎不全」といい、透析導入か腎移植を検討すべき時期です。透析専門医による診断と今後の治療方針を受ける必要があります。

高齢者が腎臓病にならないための注意

(1)塩分を調節する

腎臓の病気の予防で大事なものに塩分を減らすことがあります。それによって血圧を下げる、腎臓の障害を防げることが期待されます。塩分の1日摂取量は6gを目安にすることです。これは日本人の平均塩分摂取量の約半分になりますが、塩分摂取を抑えるために、食事の味付けの工夫、例えば、酢の物、香辛料を積極的に使うなどが必要になってきます。

(2)野菜や果物の過剰な摂取を控える

腎臓の働きが低下している高齢者にとって野菜や果物に含まれる「カリウム」が問題になることがあります。腎臓機能が低下していると「カリウム」の排泄が悪くなり、「高カリウム血症」(不整脈や心機能低下の原因)になります。とはいえ、野菜、果物には体に必要なビタミンやミネラルが含まれているので適切な摂取が必要です。あくまでも高齢者で特に糖尿病、高血圧、心臓病などの慢性の病気を持っている人には「過剰な摂取を控える」ことを勧めます。

(3)タンパク質摂取量を調整する

タンパク質は高齢者にとって体力、筋力の維持に必要な要素であり、必須の栄養素です。動物性タンパク質はアミノ酸を効率よく取り込むメリットがあり、植物性タンパク質は野菜、果物に含まれるビタミン、ミネラル、食物繊維を同時に取り入れることができます。

ここで問題となるのは、高齢者で腎臓の働きが低下している場合、体内に吸収されたタンパク質は最終的には尿素窒素となって腎臓から排泄されるのですが、排泄されずに蓄積していくと、腎臓の糸球体への影響(ろ過能力の低下)、代謝性アシドーシス(血液が酸性になる)、ミネラルの異常などが起こります。したがって、腎臓の機能検査によって、タンパク質摂取制限が必要になってきます。しかし極端なタンパク質制限には、身体機能低下、食事量の低下、他の栄養素でカロリー調節困難などのデメリットがあります。

11 腰痛症 ― 消炎鎮痛剤、胃腸障害に注意 ―

腰痛とは?

腰痛とは高齢者に限らず私たち日本人にとって最も訴えが多い症状です。しかし腰痛に悩み整形外科を受診してレントゲン検査やＭＲＩ検査をしても、その原因を特定できるのはわずか15％にしか過ぎないとされています。

腰痛症を抱える人の約80％は、なぜ腰痛が起こるのかはっきりした原因がつかめないのです。というのも、レントゲン検査では、主に骨しか写りませんので、痛みの原因となる筋肉や、軟骨、神経などの特定はできません。つまり、骨に変形などの異常が見つからなければ腰痛の原因を判断することが困難です。ＭＲＩ検査では筋肉や神経も写し出すため、診断の参考になりますが、痛みの箇所を特定できるまでには至りません。これらの理由が腰痛症の原因を特定できなくしているのです。

腰痛といえば、腰の周りがなんとなく痛むというイメージがありますが、実は腰痛の範囲は広く、背中からお尻までの痛みが対象になります。腰には骨盤を含め、筋肉、神経、靭帯《じんたい》など様々な組織があり、いずれかの場所に炎症が起これば痛みとして感じられます。

ただし高齢者の場合、背骨に変形が見つかり、ＭＲＩ検査で神経が圧迫されている箇所が特定されて診断がつくことがあります。では、高齢者に多くみられる腰痛の原因となる脊椎の変化による病態について説明します。

高齢者に見られる腰痛① ―脊柱管狭窄症―

どんな原因？

まず脊柱管狭窄症《せきちゅうかんきょうさくしょう》について理解してもらうために、背骨とその中を通る神経の束について説明します（図5）。私達の背骨（脊柱）は椎骨《ついこつ》と呼ばれる複数の骨が連なって構成されています。それぞれの椎骨には、その中心部の丸くて固い骨の部分よりやや背部（後ろ）に孔《あな》（椎孔《ついこう》）が空いています。この孔が連なってできる縦長の空間を「脊柱管」といいます。この空間の中に硬膜嚢《こうまくのう》と呼ばれる袋があり、その中は大脳から体の下方に向かう神経の束（脊髄）と脳脊髄液といわれる液体で満たされています。脳から出て脊柱管内を通る神経の束（脊髄）は首（頸椎《けいつい》部）と胸（胸椎部）を通り、腰（腰椎）の第一番目あたりから枝分かれして、あたかも「馬の

図５　脊椎模式図

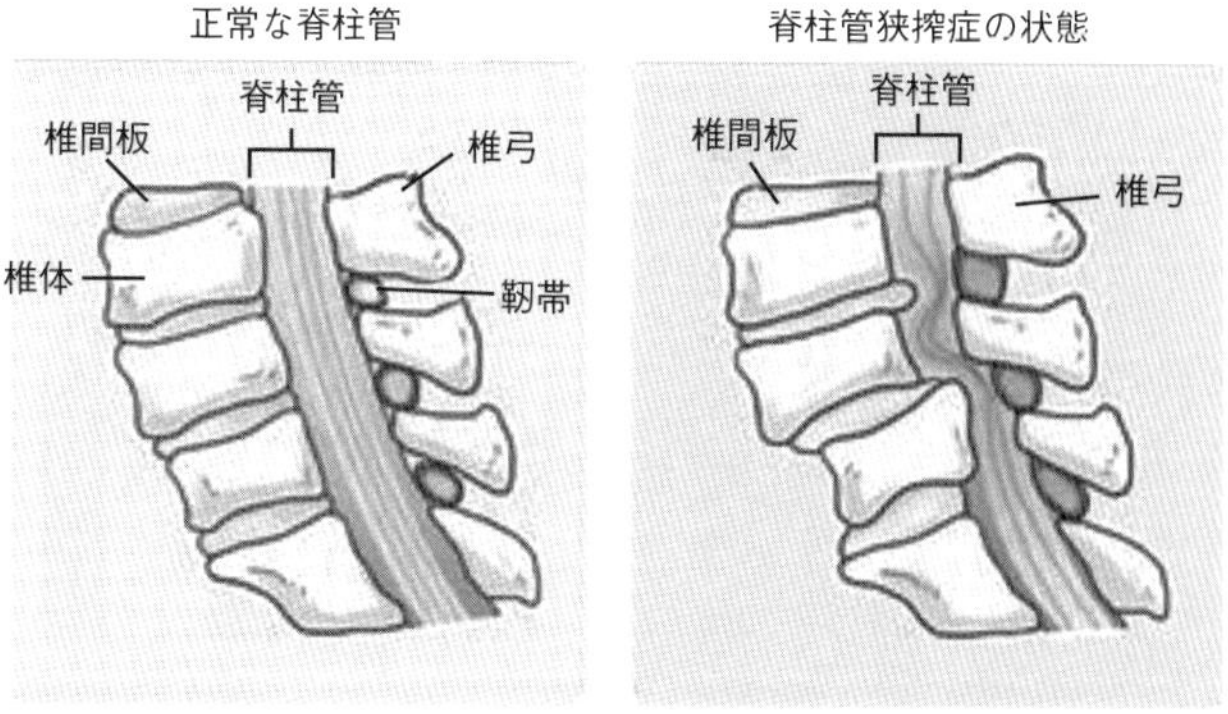

尻尾」のような形になります。それぞれの椎骨が互いに連なる部分の隙間の左右に小さな孔があり、体に分布する神経が出ていきます。脊柱管が脊髄を守る役目を果たしているのですが、年齢とともに脊柱管の一部が狭くなり、そこの部分の脊髄が圧迫されて、神経が働かなくなったり刺激されたりして様々な症状が出てくるのです。これが「脊柱管狭窄症」です。では脊柱管狭窄を起こす原因は何でしょうか?

脊柱管狭窄を起こす原因は?

残念ながら、脊柱管狭窄を起こす主な原因は加齢です。それぞれの椎骨の間には、クッションの役目をはたす「椎間板《ついかんばん》」があります。この椎間板には水分が含まれていて、弾力性がありますが、年齢とともに椎間板内の水分が失われ、薄く弾力性がなくなり、椎骨同士の圧迫に耐えきれなくなり、後方に飛び出し（椎間板飛び出し＝椎間板ヘルニア）、脊柱管を圧迫することになります。高齢者の場合の「飛び出し」は元に戻りません。この場合、背骨の中でも負担がかかりやすい腰椎に起こることが多いのです。特に、日常生活の中で腰に負担がかかる仕事や動作が誘因となります。重い物を持ち上げる、介護などでしゃがんだ姿勢から立ち上がる動作が原因となります。その他、骨がもろくなり椎骨に変形が起こったり、圧迫骨折などで椎間が狭くなり脊柱管を圧迫することも原因となります。また、椎骨同士を固定している靭帯（黄色靭帯）が長年の過剰な圧迫によるストレスを受けた結果、肥厚して脊柱面を圧迫する事態も起こってきます。このように、脊柱管狭窄症は老化が原因で起こる現象で、誰にでも生じる可能性があります。

どんな症状？

脊柱管狭窄症は圧迫されている場所により発現してくる症状が異なっています。

◆間歇性跛行《かんけつせいはこう》：中心型脊柱管狭窄症の典型的な症状で、一定の距離を歩くと足がしびれた状態（萎《な》える）で歩けなくなります。そこで、しばらく立ち止まり少し前かがみの姿勢か、座るなどの休憩をとると、次第にしびれがとれて、また歩けるようになります。休むことなく歩ける距離は圧迫の状態によって異なり、１００メートルほど歩いて休憩をすればまた歩けるような場合や、シルバーカーを使って少し前傾姿勢を保てば長距離歩行が可能な場合もあります。しかし、症状が進行している場合、歩きだすとすぐにしびれて、家庭内や職場での日常生活に支障が出てくることもあります。その他、つまずきやすい、なんとなく前かがみに歩くなども典型的な症状です。

◆排尿障害：重症化すると膀胱や直腸の働きを調節する神経（陰部神経）が障害を受け、尿が出にくくなる、尿漏れ、残尿感、便秘しがちになるといった症状が現れてきます。

◆**知覚障害**：足先のしびれ感や冷たい感じがして靴下を履いて寝る、逆に人によっては足のほてりを感じることもあり、これは脊髄から出る自律神経系の障害と考えられています。

脊髄から体内に出てくる神経の根元が圧迫を受けている場合、圧迫を受けているどちらか片方に臀部《でんぶ》から下腿部にかけて放散するような痛みやしびれを感じます。圧迫されている神経の部位によって症状が異なってきます。重症になると下肢の筋力の低下や萎縮を認めることがあります。時には片方の足に激痛が起こることがあります。

どんな治療?

【薬物療法】専門医による診察を受けて「脊柱管狭窄症」と診断された場合、病状によっては初期の治療として内服薬(炎症を抑える薬、血流改善薬)や外用薬(シップなど)、痛みの元になっている神経に局所麻酔薬を注射する（硬膜外ブロック、神経根ブロック)、コルセットなどの治療法(保存療法)があります。ただし、「狭窄」という物理的な変形を「薬」で治すことはできません。薬物療法の分野では、医学の進歩から、脊柱管狭窄症の患者さんに向けた新しい薬が出ています。

(1) 疼痛《とうつう》緩和薬：神経障害性疼痛緩和薬は、興奮した神経から過剰に放出される痛みの信号を抑制することで、痛みやしびれを和らげます。

●プレガバリン（商品名：リリカOD錠　150mg）1日2回に分けて投与（300mg限度）

●ミロガバリンベシル酸塩（商品名：タリージェ錠　5mg）1日2回

副作用：めまいやふらつき、眠気があり、3人に1人の割合で起こります。特に高齢者には副作用が起こりやすい薬です。

（2）オピオイド鎮痛薬：オピオイドは麻薬性鎮痛薬と呼ばれ、モルヒネに類似した作用がある物質です。トラムセットは、脳神経系の様々な部位にあるオピオイド受容体（センサー）に作用し、神経伝達物質を減らすことで痛みを和らげます。

●トラマドール塩酸塩・アセトアミノフェン配合薬（商品名：トラムセット錠）1日4回（1回1錠）

オピオイド鎮痛薬には、副作用として便秘や吐き気があります。

（3）非ステロイド性抗炎症薬（NSAIDs）：炎症を起こすプロスタグランジンという物質の産生を抑制することで痛みを鎮めます。高齢者に処方される代表的な薬物。

●アセトアミノフェン（商品名：カロナール錠　200mg）1日2〜3錠

●ロキソプロフェンナトリウム水和物（商品名：ロキソニン　60mg）1日2〜3錠

●セレコキシブ（商品名：セレコックス錠　100mg、200mg）1日2錠

副作用として、痛みに対して即効性はあるのですが、プロスタグランジンには胃腸や腎

臓の血流を促す作用があるため、産生が抑制されることで血流量が減少して障害が起こることがあります。特に60歳以上の患者さんは加齢とともに腎機能が低下し、慢性腎臓病（CKD）を患っている方も少なくありません。慢性腎臓病の一つの指標であるeGFR値が50以下の患者さんがNSAIDsを服用すると、腎機能がさらに低下するおそれがあります。服用する期間が2～3週間であれば問題は少ないものの、3カ月以上も服用する場合は腎機能の低下が起こりやすいので、注意が必要です。

（4）血流改善薬：比較的症状が軽い場合、血流改善薬であるプロスタグランジンE_1が選択されます。圧迫されている神経の周りの小さな血管に多くの血液を流してそれより末梢の神経の障害を防ぐことによって症状が改善される効果が期待されるのです。足腰の痛みやしびれを改善する働きが期待できます。

●プロスタグランジンE_1（商品名：オパルモン錠5μg、リマプロストアルファデクス錠5μg）1日30μgを3回に分けて投与

薬物療法を行っても、痛みやしびれを全く感じずにすむようなことはありません。薬物療法の適用期間は3カ月程度です。鎮痛薬を3カ月以上服用しても痛みやしびれが改善しない場合は、神経ブロック療法や手術療法を検討してもらいましょう。決して、「**これで良くなる脊柱管狭窄症—○●◎薬—**」**などの宣伝にごまかされないことです。**

【手術療法】保存的治療を長く続けても病状が改善せず、しびれがとれない、下肢の筋力低下、膀胱・直腸障害が認められ、日常生活に支障をきたしている場合には手術療法が適応になります。例えば、一人暮らしで、症状を取り除かなければ生活ができないとか、仕事の上で支障をきたしているなど、その人の生活状況によっても手術が勧められる場合があります。

高齢者に見られる腰痛② ―坐骨神経痛―

坐骨神経痛とは病名ではなく症状です。何らかの原因が他にあって、坐骨神経を刺激したり圧迫するなどして痛みやしびれを発生させています。しびれのある部分に原因がある場合もありますが、原因のある場所から離れた部位に出ることもよくあります。例えば、腰に原因があるのにふくらはぎより下にしびれを感じることは珍しくありません。

どんな症状？

（1）腰、お尻、足（太もも、ふくらはぎ、すね、足部）に痛みやしびれがある。「足の付け根」「尾骨（尾てい骨）周辺」「お尻の中」としかいいようがない部分に痛みやしびれがある。

（2）腰痛があり、同じ部分にしびれや違和感がある。

（3）腰痛がありながら、腰の痛みとは離れた部分にしびれや違和感がある。

（4）足を動かしたり、前かがみや後ろ反り、ひねり動作をすると痛みやしびれが強くなる。場合によっては体を動かしたり歩くことも困難になる。
（5）足に力が入りにくくなる。
（6）痛みやしびれ、麻痺、違和感のせいで座ったりしゃがんだりすることがつらくなったり、排尿・排便に支障をきたしている。
（7）腰やお尻、下肢を触ると感覚がおかしい。
（8）お尻の筋肉が冷え固まっている感じがする。

これらのような症状が坐骨神経痛の主な症状といわれています。あまりにも多彩な症状でどこに原因があるのか特定できないことが多いのです。特に高齢ともなれば、骨盤を支えている腰周りの筋肉の萎縮や骨の変形が重なり、骨盤中の脊髄から出ている神経が圧迫されたり、炎症を起こしたりして痛みや様々な症状を引き起こしているのです。

どんな治療法？

（1）対症療法…坐骨神経痛の治療は、症状を和らげるための対症療法が主体となります。保存療法として、「物理療法」といわれる腰部を温める温熱療法や軽い電流刺激で局所の循環を良くする方法、腰部を牽引《けんいん》する「牽引療法」があります。

(2)手術療法…まずは手術以外の保存的療法から始め、それでも症状が改善されない場合や、排尿・排便に障害が現れた場合は原因に応じて手術を検討します。

(3)薬物療法…痛みが強い場合は、痛み止めの薬や注射で対処することもあります。クリニックで処方される薬物は、前の「脊柱管狭窄症」の項目の「薬物療法」での薬が症状に合わせて投与されます。

(4)装具療法…症状に応じてコルセットを装着する「装具療法」は、腰の不安定な状態を補助すると同時に、坐骨神経痛が出やすい姿勢を回避するために動きを制限するという効果も期待できます。

12 骨粗しょう症 ― 治療薬の服用に注意 ―

骨粗しょう症とは

骨強度(骨の強さ)が低下して、骨折しやすい状態になることです。骨強度は、骨量の指標となる「骨密度」と、骨の構造など「骨質」の2つの要因によって決まります。骨量は成長期に増加し、20歳頃に最大骨量に達します。その後比較的安定に推移した後、加齢に伴い減少します。骨の強度が低下して、骨折しやすくなる骨の病気を「骨粗しょう症」といいます。骨粗しょう症により骨がもろくなると、つまずいて手や肘をついた、くしゃみをした、などのわずかな衝撃で骨折してしまうことがあります。がんや脳卒中、心筋梗塞のように直接的に生命をおびやかす病気ではありませんが、骨粗しょう症による骨折から、介護が必要になってしまう人も少なくありません。しかし、骨粗しょう症は痛みなどの自覚症状がないことが多く、定期的に骨密度検査を受けるなど、日ごろから細やかなチェックが必要です。

どんな治療？ ― 骨粗しょう症治療薬（よく処方される薬物） ―

現在、骨粗しょう症の治療のための新しい薬物が開発されて、患者さんの病状に合わせて使われるようになりました。ただし安全にきちんと効果が現れるようにするには薬の用法を守る必要があります。薬によって、飲むタイミングや注意すべき点がありますので、医師や薬剤師の指示内容をよく確認しましょう。骨粗しょう症の薬は大きく3つに分類されます。

（1）骨吸収を抑制する薬

破骨細胞（骨を壊す細胞）に作用し、過剰な骨吸収を抑えることで、骨密度を増やす作用があります。つまり、骨吸収がゆるやかになると、骨芽細胞により骨形成が追いついて新しい骨が骨の吸収された部位にきちんと埋め込まれ、骨密度の高い骨が出来上がります。経口剤、注射剤などがあります。

●女性ホルモン製剤（エストロゲン）（商品名：エストリール錠0・5mg、ジュリナ錠0・5mg、ディビゲル1mg〈貼付剤〉、他多数）

●**ビスフォスフォネート系製剤**

・**アレンドロン酸ナトリウム水和物（商品名：アレンドロン酸錠　35mg）1週間に1回1錠**

・エチドロン酸二ナトリウム（商品名：ダイドロネル錠　200mg）1日1回1錠

・リセドロン酸ナトリウム水和物（商品名：リセドロン酸 ナトリウム　2・5mg）1日1回1錠

●SERM（選択的エストロゲン受容体モジュレータ）

・ラロキシフェン塩酸塩（商品名：ラロキシフェン塩酸塩錠　60mg）1日1回1錠

・バゼドキシフェン酢酸塩（商品名：バゼドキシフェン錠　20mg）1日1回1錠

●カルシトニン製剤

・イソフラボン系薬剤（商品名：イプリフラボン錠　200mg）1日3回（1回1錠）

●ヒト型抗 RANKL モノクローナル抗体製剤（骨吸収を抑制する）

・プラリア（遺伝子組み換え注射製剤）

（2）骨の形成を促進する薬

食事で摂取したカルシウムの腸管からの吸収を増す働きや、骨形成と骨吸収のバランスも調整します。骨粗しょう症治療では古くから使われている薬です。

● **活性型ビタミンD_3製剤(商品名:アルファカルシドールカプセル　0・25μg)1日1回1錠**

●ビタミンK_2製剤(商品名:グラケーカプセル　15mg)1日3回(1回1錠)

●テリパラチド(副甲状腺ホルモン)(商品名:テリパラチドBS皮下注キット600μg)
　20μgを1日1回

(3)その他

●カルシウム製剤　乳酸カルシウム水和物(商品名:乳酸カルシウム散剤)

骨粗しょう症にならないために

◆**食事**:カルシウム・ビタミンDを多く含む食品をとる。

　豆製品、野菜類、海藻に多く含まれています。カルシウムの吸収を促すビタミンDはイワシ・サンマ・サケなどの魚や、キクラゲやシイタケなどのキノコに多く含まれています。カルシウムの利用効率を良くするためにはカルシウムやビタミンDの摂取だけでなく、食事からバランスよく栄養素をとることが大切です。メニューには主食・主菜・副菜を揃え、野菜や海藻、豆製品を主菜・副菜でとり、牛乳や乳製品を適量とるように心がけましょう。

◆**運動**:ビタミンD合成と骨への負荷のための運動をする。

　食事とともに運動で骨に負荷をかけて刺激を加えること、日光に当たり、体内でのビタミンＤの合成を促すことが骨粗しょう症の予防となります。骨は長軸方向に物理的な刺激が加わることで骨の強さが増加するといわれています。物理的な負荷が大きく重力がかかる運動の方が、骨密度が増えやすいこともいわれています。厚生労働省「健康づくりのための身体活動基準２０１３」では、運動習慣とは30分以上の運動を週2日以上行うことと示されています。

骨粗しょう症予防の具体的な運動としては、重力が免荷される水中運動よりも、重力のかかる陸上でのウォーキングやジョギングなどが適しています。軽いダンベルを持って自分の体重プラスの負荷をかけながらウォーキングを行うパワーウォーキングも効果的とされています。筋力トレーニングも腱を介して骨に刺激が加わる運動ですので取り入れていきましょう。

13 逆流性食道炎 ― 胃酸分泌抑制剤、長期服用に問題 ―

逆流性食道炎とは？

胸やけなどの不快な症状を起こしていて、胃内視鏡検査（胃カメラ）で食道を検査しても目立った病変がない場合、この状態を専門的には「非びらん性胃食道逆流症」といいます。この症状が常に起こるようになり胃酸が食道の粘膜を障害すると、炎症を起こしてただれたような状態となります。これが「逆流性食道炎」と定義されています。高齢者の2～3割は逆流性食道炎を発症しているとされています。

「非びらん性食道逆流症」の段階では、胃酸が上がってくる、ゲップがよく出る、胸やけなど胸骨の後ろ側の不快感など軽い症状にとどまっていますが、食道にびらんや潰瘍がある「逆流性食道炎」になると、胸やけはもとより、胃もたれ、飲み込んだ際食道を通過する時の痛み、常に食道があるというような感じ、咽頭部の違和感、胸痛などの症状が出てきます。

どんな症状？

逆流性食道炎でよく認められる症状として、胸やけがあります。胸の後ろが熱くなったような感じ、ゲップが多くなったり、みぞおちのあたりの不快感があります。

他の症状としては、狭心症のような痛み、胃の痛み、慢性の咳、咽頭部の違和感、喘息発作（逆流した胃内容物が気管支に流れ込み慢性の気管支炎を起こす、あるいは気管支を刺激して気管支収縮を起こす）、不眠、胃酸が口まで逆流して酸っぱい、あるいは苦い感じを起こすなどの症状が現れてきます。他の病気と紛らわしい症状も出ることがありますので注意が必要です。

どんな原因？

口から飲み込んだ食物の塊は食道の収縮と弛緩運動（ぜん動運動）で食道の下部まで運ばれます。食道下部の最後の部分は少し筋肉層が厚くなっていて（食道下部括約筋）、普段は収縮していますが、食物が到達すると反射的に弛緩して食物を速やかに胃に送り込みます。送り込むと同時に括約筋は再び収縮して、胃の内容物が食道に逆流しないようにします。ところが、この括約筋の働きが障害されると、十分な収縮ができず、胃酸を中心とする胃の内容物が逆流してしまうのです。食道の内側の粘膜は胃酸に対して非常に弱く、この状態が続くと炎症（赤くただれたような状態）が起こってきます。このような病気が「逆流性食道炎」です。

高齢になると食道括約筋が萎縮して収縮の力が弱くなり、およそ20％前後の人達が逆流性食道炎になると考えられています。括約筋の収縮力が低下すると、食事以外の原因で胃の内容物が逆流する場合があり、症状を悪化させる原因となります。

どんな検査で診断される？

逆流性食道炎の診断には胃内視鏡検査が行われ、粘膜障害の程度により重症度がわかります。しかし、時には食道粘膜の障害の程度と症状とが一定しない場合があり、主治医との綿密な連携が必要になってきます。他の診断方法として、食道pHモニタリング法がありますが、かなり専門的な施設で行われます。基本的には消化器専門医による胃内視鏡検査により診断されますので、胃の不快感などの症状がある場合は、主治医と相談の上、消化器専門医の受診を勧めます。

どんな治療？

【薬物療法】 薬物療法には、胃酸の分泌を抑制する、あるいは酸度を中和する目的で、「プロトンポンプ阻害薬（胃酸を作り出す細胞の中に水素イオンが入るのを抑え、胃酸の分泌を抑制する薬物）」が一般的に用いられています。その他、食道粘膜を保護する薬剤も用いられています。多くの場合、食生活の改善と薬物療法によって症状は改善します。

逆流性食道炎は噴門《ふんもん》の括約筋の働きが弱まり胃酸の逆流で起こる病気です。そこで、括約筋の圧力を上げたり、逆流を防ぐ薬物を飲むことが理想的ですが、現在そのような薬物はありません。そのため、逆流してくる胃内容物の酸度を低くする、つまり、胃酸の分泌を抑える薬で胸やけなどの症状を抑え食道炎を治そう、というのが今日の治療法となっています。

◆プロトンポンプ阻害薬：この薬は胃の粘膜にある胃酸を分泌する細胞（壁細胞）に直接作用して、胃酸のもとになるプロトン（Hイオン）の細胞内流入を抑制することにより胃酸の分泌を抑制します。この薬物の胃酸抑制作用は強力で、日中、夜間を問わず作用します。

2009年日本消化器病学会より発行された「胃食道逆流症診療ガイドライン」に採用されて以来すでに10年以上にわたり、多くの患者さんに使われています。

● プロトンポンプ阻害薬（商品名：ランソプラゾールOD　15mg、他）1日1錠

（商品名：オメプラゾール　20mg）1日1錠

特に重い副作用はありませんが、医師の指示にしたがって、一定期間服用する必要があります。

高齢者にあっては漫然と服用を続けると**胃液が中性となることで細菌が繁殖しやすくなり、肺炎発症の危険性が増すので**注意が必要です。症状が治まったら、次の日常生活に気をつけて、再発の防止を図ることが肝要です。

逆流性食道炎にならないために ― 日常生活の注意

（1）食事内容に注意しましょう。過食をしない。脂肪分の多い食事を控える。甘みや酸味の強い食品を控える。酒、たばこ、コーヒー、チョコレートを控える。

（2）食後すぐに横にならない。寝る前の食事はやめましょう。

（3）体位や姿勢に注意しましょう。腹圧が上がる重い物を持ち上げない。前屈の姿勢の作業を避ける。夜間睡眠時に上半身を少し高くするとよいでしょう。

（4）内臓脂肪により腹圧が上がるので、体重を減らし、肥満にならないようにしましょう。

14 一過性脳虚血 ― 脳梗塞予防に血液凝固抑制剤、抗血小板薬 ―

一過性脳虚血発作とは？

脳の血流が悪くなり、脳神経細胞への十分な酸素や栄養の供給が途絶えてしまい、脳の機能が一時的に上手く働かなくなってしまう状態です。

そのため、片側の手足や顔の力が抜ける、言葉が出なくなる、視野の一部がぼやける、片方の目が見えなくなるといった症状が現れます。通常30分以内に症状はおさまりますが、脳卒中を起こしやすい危険の前兆なので、専門医の受診を勧めます。

どんな症状？

（1）脱力、手足のしびれ感、片側の手足（顔を含む場合もあります）の脱力。
（2）言葉が出てこない、呂律《ろれつ》が回らない。
（3）片方の視野の一部がぼやける、片方の目が見えなくなる。
（4）めまい、天井が回る感じ、体が揺れる。

どんな原因？

（1）脳や首の血管が動脈硬化を起こし、血管内に老廃物が詰まり（アテローム＝粉瘤《ふんりゅう》）、一過性に血流が悪くなる。

（2）心房細動（不整脈の一種で心房が不規則に動く）などが原因で心臓内にできた血栓が、一時的に脳の血管に詰まり血流が悪くなる。

（3）脳血管自体の病変で血管内腔が狭くなり、血流が悪くなる。

どんな検査で診断？

一過性脳虚血発作を起こした人が病院を受診した時は、すでに症状がおさまっていることがほとんどです。病院では、脳出血や脳梗塞が起こっていないか、ＣＴまたはＭＲＩ検査を実施します。さらに血液検査、心電図、頸動脈《けいどうみゃく》超音波検査、心臓超音波検査などを実施して、一過性脳虚血発作を起こした原因を探します。

どんな治療？

基本的には原因と思われる病態を改善するための治療が試みられます。動脈硬化症が原因になると思われる高血圧症、糖尿病、脂質異常症に対して、高血圧治療薬、糖尿病治療薬、高脂血症治療が用いられます。

心電図上で**心房細動**や不整脈が認められる場合には、心房や心臓、血管内で血栓ができないようにする薬物療法があります。この場合、一般的に用いられる薬物に、**抗凝固薬と抗血小板薬**があります。抗凝固薬は体内で血液の凝固に関係する物質（血液凝固因子：ビタミンKやＦＸａ）の産生を抑え血液凝固過程を阻害し、最終的に血栓の元であるフィブリンの産生を抑えます。

抗血小板薬は、体内には血小板凝集を促進させる「アデノシン二リン酸」という物資があり この物質の作用を抑えることで血栓の形成を抑制します。

【薬物療法】

（1）抗凝固薬

- **ワルファリンカリウム（商品名：ワーファリン錠　1mg）血液凝固能検査により服用**
- ダビガトランエテキシラートメタンスルホン酸塩（商品名：プラザキサカプセル　75mg）1日2カプセルを1日2回　※必要に応じて110mg1カプセルを1日2回
- リバーロキサバン（商品名：イグザレルト　10mg、15mg）1日1回1錠
- アピキサバン（商品名：エリキュース錠　2.5mg、5mg）1日2回（1回1錠）

●エドキサバントシル酸塩水和物（商品名：リクシアナ錠　15mg、30mg、60mg）1日1回1錠

（2）抗血小板薬

●アスピリン（商品名：バイアスピリン錠　100mg）1日1回1錠

●クロピドグレル硫酸塩（商品名：プラビックス錠　25mg、75mg）1日1回1錠

●シロスタゾール（商品名：プレタール　OD錠　50mg、100mg）1日1回1錠

抗凝固剤服用時に注意すること

（1）転倒・打撲しないように気をつける。

血が止まりにくい状態になっているため、通常ではあまり問題にならないような転倒や打撲であっても大きな出血につながることがあります。そのため、転びにくい靴を履く、雨の日の外出時には一層気をつけるなど、日頃から転倒や打撲しないための注意が必要です。

特に高齢者では頭をぶつけると、命に関わる脳出血や、頭をぶつけてから1カ月近く経ってこれらの症状（慢性硬膜下血腫）が現れることがあります。頭をぶつけてからしばらくの間は、様子に変化がないか注意してください。

（2）日常的な出血に注意する。

通常であれば心配のない、日常的な出血への注意も重要なポイントです。薬を飲んでいる間は、鼻血や生理の出血がひどくなったりすることがあります。止血処置が必要な場合もあります。

（3）検査や手術前の薬の使用に注意する。

抜歯や生検の検査や、治療のための手術時には、出血量が多くなるのを避けるために、薬を中止しなければなりません。内服している人は必ず医療者に伝えてください。

（4）他の薬との飲み合わせに注意する。

他の薬の影響で、作用が強くなったり、弱くなったりすることがあります。そのため、飲み合わせには注意が必要です。

（5）食事の内容に注意する。

ワーファリンを飲んでいる人は、食事にも気を配る必要があります。ワーファリンはビタミンKの働きを抑えることで血液をサラサラにする作用を発揮します。そのため、ビタミンKを多く含む食品を過剰にとってしまうと、ワーファリンの効果が減ってしまいます。具体的には、ビタミンKを多く含んでいる納豆、クロレラ、青汁などを食べるのを控えてください。

一過性脳虚血の予防は？

一過性脳虚血は脳梗塞の前兆です。その危険因子について考えてみましょう。

（1）大量の飲酒を控える。1日に1合を超える日本酒、中びん1本を超えるビール、ダブルで一杯を超えるウイスキーを飲むことは危険因子となります。

（2）喫煙習慣をやめる。タバコを吸う人は吸わない人に比べ、はるかに脳梗塞（脳卒中）で死亡する人が多いのです。

（3）適度な運動をする。運動不足は食事でとったエネルギーを消費しきれないので肥満につながります。さらに糖尿病や脂質異常症を引き起こしたりします。

（4）肥満にならない。肥満は高血圧や糖尿病の原因になります。間接的ではありますが、脳梗塞の危険因子です。

（5）過度のストレスを避ける。

（6）食生活を改善する。さらに食生活においても見直しが必要です。高血圧に気をつける必要がありますから、「減塩」を心がけましょう。目安は1日6g未満。

15 狭心症―効果的治療薬：ニトログリセリン―

狭心症とは？

心臓を出たところで大動脈が枝別れしている血管（冠血管）により、心臓の筋肉（心筋）に血液が供給されています。この血管の一部が細くなったり内腔が狭くなったりして一時的に心臓の筋肉に十分な血液と酸素が供給されなくなった時、あるいは運動をしたり精神的な興奮により心臓が普段より激しく動き、それに見合うだけの血液が供給できない時に起こる症状です。

どんな症状？

胸部に締め付けるような感じの痛みで「狭心痛」といわれています。その症状は人によって異なり、通常前胸部の痛みとして感じることが多いのですが、時には左肩、首、背中に痛みを感じる場合があります。ほとんどの狭心痛は突然起こり、1～15分程度でおさまります。どんな状態の時に起こるかで次のように分類されています。

労作性狭心症：運動や階段の上り下りなどの労作を行った時に起こる。

安静時狭心症：安静時に突然狭心痛が起こる。

どんな原因？

冠血管内の狭窄は通常動脈内に脂肪が沈着すること（動脈硬化）によるもの、何らかの原因で冠血管が収縮することが原因になります。それぞれの原因により狭心症が分類されています。

◆**器質性狭心症**：冠血管内に脂肪の塊（プラーク）が付着することにより血管内腔が狭くなり血流が低下して狭心痛を起こす。労作時に起こりやすい。

◆**冠攣縮性狭心症**《かんれんしゅくせいきょうしんしょう》：冠血管が攣縮（痙攣《けいれん》）を起こし、血管が狭くなり、血流低下が起こる。安静時に起こることが多く、自律神経系の調節の不具合によって起こるのではないかと考えられている。

◆**冠血栓性狭心症**：冠血管内のプラークが何らかの原因で突然血管から剥がれ、血液の塊（血栓）ができて血管内腔が狭くなり、血流が低下して起こる。

どんな検査で診断？

狭心痛発作を起こした人が病院を受診した時は、すでに症状がおさまっていることがほとんどです。病院では、発作時の状態を詳しく聞き、心電図検査、冠動脈造影検査、心臓超音波検査、ＣＴ、ＭＲＩ検査、運動負荷試験を実施し、原因となる病態を明らかにします。

どんな治療?

狭心症の治療は、まず冠動脈疾患の原因となる病態の進行を遅らせるか、回復を図るための危険因子に対処することから始めます。高血圧症や脂質異常症(高脂血症)などの危険因子に治療、運動療法、食事療法、禁煙、体重コントロールなどを行い、生活習慣病にならないよう対処します。危険因子の排除や薬物での治療でも症状が改善しない場合は心臓内の血流を回復させる手術が必要なことがあります。

【薬物療法】 狭心症の治療にはいくつかの種類があり、それぞれの目的によって治療薬が選択されます。

(1)狭心症発作治療薬

ニトログリセリンは非常に短時間で作用を発揮する硝酸薬で、冠血管を拡張する作用があります。ニトログリセリンの舌下投与(舌の下部には豊富な血管網があり、薬物が吸収されやすいので、錠剤を舌の下に置いて口の中で溶かす方法)、口から吸収するスプレー剤、長時間作用目的で皮膚から吸収させる皮膚パッチ剤があります。

①発作時投与

● **硝酸薬舌下投与:ニトログリセリン**

(商品名:ニトロペン舌下錠　0・3mg)1錠(症状により2錠)

※発作時に服用します。
（商品名：ミオコールスプレー）1回1噴霧

②持続投与

● 硝酸剤（商品名：一硝酸イソソルビド錠 20mg）1日2回（1回1錠）
（商品名：硝酸イソソルビドテープ 40mg）1回1枚

（2）非発作時予防薬

①血管拡張薬：強い血管拡張作用があり、攣縮性狭心症予防に有効

● **カルシウム拮抗薬**

・**ニフェジピン（商品名ニフェジピンカプセル 10mg）1日3回（1回1カプセル）**
・アムロジピンベシル酸塩（商品名：アムロジピン 5mg）1日1回1錠
・ジルチアゼム塩酸塩（商品名：ヘルベッサー 30mg）1日3回（1回1錠）
・ベラパミル塩酸塩（商品名：ワソラン錠 40mg）1日3回（1回1〜2錠）

②心臓の働きを抑える薬：運動時の血圧上昇、心拍数上昇を抑え心筋酸素消費量を減少させることにより発作を予防

● ベータ（β）遮断薬

・**アテノロール（商品名：テノーミン錠 25mg、50mg）1日1回1〜2錠**

・ビソプロロールフマル酸塩（商品名：メインテート錠　2・5mg、5mg）1日1回1～2錠

●血栓形成予防薬：血管内の血の塊（血栓）形成を予防

●抗血小板薬

・**アスピリン（商品名：バイアスピリン錠　100mg）1日1回1錠**

・チクロピジン塩酸塩（商品名：パナルジン錠　100mg）1日2～3錠を2～3回に分けて投与

【血行再建術】予防薬を使用していて狭心症の症状が持続している人には、冠動脈を拡張したり、置き換えたりする治療法があります。

（1）経皮的冠動脈インターベンション…体への負担が少ない術式で動脈内にカテーテル（管）を挿入して、動脈の狭窄部位を拡張する治療法です。新しい技術の開発で多くの人に適応できるようになっています。一般に循環器内科専門医によって行われています。

（2）冠動脈バイパス術…狭心症と明らかに冠動脈に狭窄がある人に有効な治療法で、約85％の患者さんで術後、症状の改善が期待されます。

狭心症の予防

（1）生活習慣を見直す

・喫煙、飲酒…喫煙は明らかに血管を収縮させると同時に活性酸素を発生させて血管の老化を招きます。飲酒は適量を心がけることです。

・適度な運動…週3回程度の適度な運動、軽いジョギングなどの有酸素運動をしましょう。

・適切な睡眠…生活リズムを整えて1日6時間程度の睡眠をとるように心がけましょう。

（2）食生活を見直す

・塩分、脂質を控える…高血圧予防のために塩分を控え、高脂血症にならないよう脂肪分の摂取を控えましょう。

・規則正しい食事摂取…1日3食を決まった時間に規則的にとるようにしましょう。適切な食事量を心がけ、過剰なカロリー摂取にならないよう気をつけることで肥満を防ぎます。

（3）ストレスをためない

精神的ストレスは狭心症発症の危険因子といわれています。できるだけストレス解消を心がけましょう。

16 慢性心不全 ― 有効な薬物は開発されていない ―

慢性心不全とは？

慢性心不全とは、症状が一時的ではなく恒常的に心臓の働きが衰えている状態です。医学的には「心腔内に血液を充満させ、それを駆出するという心臓の主機能になんらかの障害が生じて出現するため、心外膜や心筋、心内膜疾患、弁膜症、冠動脈疾患、大動脈疾患、内分泌異常など、様々な要因により引き起こされるもの」と定義されています。そのような状態がゆっくりと進行し日常生活に支障をきたしている病態が慢性心不全とされていました。しかし、明らかな症状や兆候が出る以前から心機能に衰えがあっても、特に高齢者では直ちに問題となることがないために見過ごされている場合があります。心不全は年齢を重ねるごとに発症するリスクが上がるため、高齢化が進む日本においては年々発症者が増えている病気です。

心不全の経過は多くの場合、慢性・進行性です。大多数の心不全は急性心不全として発症しますが、代償化され慢性心不全に移行します。その後は慢性に進行しますが、急性増悪により非代償性急性心不全を反復しやすくなります。急性増悪を繰り返すことにより徐々に重症化していきます。さらに、経過中に突然死をきたすこともあります。

どんな症状？

慢性心不全は徐々に進行する病気であり、気がついた時には強い息切れで動けなくなることさえあります。主な症状は次の通りです。

（1）労作性呼吸困難…階段や坂道を上る時の息切れ。重症になると平らな所でも少し動くだけでも息切れがする。

（2）息苦しさ…静かにしている時になんとなく息苦しい感じがする。

（3）体のむくみ…特に足の甲やすねがむくむ。

（4）体重増加。

どんな原因？

慢性心不全は、基本的には心臓機能が低下する病態が原因となるので、心臓の病気が主な原因となります。

（1）心臓の病気…心筋梗塞、心筋炎、心筋症、心臓弁膜症など。

（2）呼吸器の病気…慢性呼吸不全、睡眠時無呼吸症候群。

（3）慢性腎不全。

どんな検査？

慢性心不全は安静にしていると症状が現れないため、医師の問診と身体所見が重要になります。代表的な検査は次のようなものがあり、主に循環器内科専門医により検査、診断されます。

（1）血液検査…BNPという心不全の程度を表す成分の量を調べます。さらに、慢性心不全とともに悪化することの多い腎機能や肝機能の働き具合を調べます。

（2）心電図検査…不整脈や心筋梗塞などの心筋虚血状態、心筋肥大などの異常を確認します。

（3）胸部レントゲン検査…心臓と肺のレントゲンにより、うっ血状態や水分貯留、心臓の拡大・形態を確認します。

（4）心臓超音波検査（心エコー検査）…心臓の働きであるポンプ機能や局所の動きの異常、弁の動きを観察し、血液の流れなどを確認します。

（5）心臓カテーテル検査…静脈または動脈からカテーテルを挿入して、心臓内圧を測定したり、血液検査や造影検査を行います。

どんな治療？

慢性心不全の主な治療法は薬物治療がメインとなりますが、心不全を起こしている病気（弁膜症）があれば手術を行うことがあります。その他にリハビリテーションを行い、自律神経系異常の回復を図ったりして生活の質の向上を図ります。さらに、食事療法で塩分や脂質などを控え、生活習慣を改善します。

【薬物療法】 基本的には心臓の働きそのものを改善する薬物が望ましいのですが、残念なことに現在のところ慢性心不全の機能回復を図る薬物は開発されておらず、心臓の負担を和らげる薬、心臓の働きを強める従来から使われている薬物、不整脈を予防する薬、心臓の働きを休める薬が使われています。

（1）心臓を楽にする薬

血管拡張薬：末梢血管を拡張し、心臓の排出力を緩和します。通常、高血圧治療や、狭心症治療に用いられています（高血圧薬の項参照）。

利　尿　薬：腎臓の尿細管で水分を血液中へ戻す再吸収を抑え、尿量を増やして体内の余分な水分を排出することで、むくみを改善し、循環血液量を減少させ心臓への余分な負担を軽減する目的で投与される薬物です。高血圧治療薬としても利用されています。

●フロセミド（商品名：ラシックス錠　20mg、40mg）1日1回1～2錠

●スピロノラクトン（商品名：アルダクトンA錠　25mg）1日2～4錠を分割して投与

フロセミドの主な副作用としては、血液中のカリウムイオンの低下、貧血、蕁麻疹《じんましん》、発疹などが報告されていますが、長年にわたり臨床の現場で使用されており、安全性は確立されています。

一方、スピロノラクトンは、フロセミドとは異なり、血液中カリウムイオン消失の副作用はなく、アルドステロン（副腎皮質で分泌されるホルモンで、腎臓でナトリウムを保持する信号を送り、血液中から水分や電解質の消失を防ぐ役割を持つ）との結合に拮抗することにより、カリウムイオン保持性の利尿作用をもたらします。高齢者においては急激な利尿による脱水、低血圧が起こることがあり、慎重投与が求められています。稀に男性で女性化乳房、乳房腫脹が現れることがあります。

（2）心臓の収縮力を強める薬

ジギタリス製剤：古くから使われている薬物で、心筋内のカルシウムイオン濃度を高めて、心筋の収縮力を高めると同時に、速くなりすぎた心拍を抑える作用があります。処方される薬物に次のものがあります。

●メチルジゴキシン（商品名：ラニラピッド錠　0.05mg、0.1mg）

●**ジゴキシン（商品名：ジゴキシンKY錠　0・25mg）**

（商品名：ジゴシン錠　0・125mg、0・25mg）

これらの薬物は適切な治療効果を表す血液中濃度の範囲（有効血中濃度）が狭く、中毒量と接近しているため、血液中の濃度を測定して観察する必要があります。副作用として消化器症状、視覚症状、精神神経症状、不整脈などジギタリス中毒といわれる症状が現れやすく、慎重な投与が必要な薬物です。

（3）心臓を守る薬

血管の抵抗を弱めて心臓の負担を軽くします。高血圧の治療に用いられます。

ACE阻害薬（アンジオテンシン変換酵素阻害薬）、ARB（アンジオテンシンⅡ受容体拮抗薬）

●ACE阻害薬

（商品名：カプトリル錠　12・5mg、25mg）1日3回（1回1錠）

（商品名：タナトリル錠　5mg、10mg）1日1回1錠

（商品名：レニベース錠　5mg、10mg）1日1回1錠

●ARB

（商品名：ロサルタンK錠　25mg、50mg）1日1回1錠

（商品名：カンデサルタン錠　2mg、4mg）1日1回1錠

（商品名：バルサルタン錠　40mg、80mg）1日1回1錠

（4）心臓を休ませて心不全を予防する薬

●ベータ（β）遮断薬：自律神経興奮や心拍数を抑え、心臓の働きを緩和し心不全の発症を予防します。

・アテノロール（商品名：テノーミン錠　50mg）1日1回1錠

・ビソプロロールフマル酸塩（商品名：メインテート錠　0.625mg、2.5mg、5mg）1日1回1～2錠

・プロプラノロール塩酸塩（商品名：インデラル錠　10mg）1日3回（1回1錠）

慢性心不全の予防

（1）塩分を控える…日常生活での注意では、塩分を控えることが大事です。塩分をとりすぎると体に水分がたまり心臓に負担をかけてしまいます。1日6g未満が勧められています。麺類の汁を残す、塩分の多い味付けを避けるなど、食事の工夫が必要です。

（2）水分摂取を控える…水分をとりすぎると血液量が増え、心臓に負担がかかる場合があります。飲水量の制限を言われている人は飲水量を記録して摂取量を守る必要があります。

（3）飲酒を控える…飲酒は血圧の上昇や水分のとりすぎにつながります。

（4）禁煙…喫煙も心臓の機能に悪影響を及ぼします。また、慢性心不全の原因となる生活習慣病を悪化させますので禁煙しましょう。

17 不整脈・心房細動から脳梗塞予防薬―心房細動―

不整脈とは？

心臓の拍動のリズムが不規則であったり、極端に頻度が高かったり少なかったりする状態をいいます。心臓は刺激伝導系とよばれる電気の流れによって拍動が制御され、正常時には血液を一定のリズムで送り出しています。

不整脈はその電気の流れや発生の異常によってもたらされます。心臓の拍動頻度が極端に少ない場合（**心拍数およそ50回／分以下**）を**徐脈**、その逆に速くなる状態（およそ**100回／分以上**）を**頻脈**と呼びます。極端な徐脈や頻拍では、心臓が十分に血液を送り出すことができず、からだの働きを阻害することがあります。

心臓で異常興奮が起こる場所によって不整脈の種類が異なります。ここでは特に高齢者に発症する不整脈・心房細動について解説します。

どんな症状？

高齢者に多くみられる**心房細動や発作性上室性頻拍**、心室頻拍などの不整脈では、ドキドキする、胸が苦しいなどの症状の頻度が高くなります。

一方、高齢になり心拍の元になるペースメーカー細胞の数が減少し、極端な徐脈によって数秒以上心臓の拍出が途絶えると、脳への血流が低下することで、気を失う、目の前が暗くなる、めまいといった症状が発生します。不整脈が長期間持続すると心臓の働きが悪くなることがあります。その他、胸の痛み、胸の圧迫感は様々な頻脈や期外収縮で発生することがあります。

心筋の一部が異常興奮を起こす期外収縮のように一拍だけ早いタイミングで心臓が収縮する不整脈では、脈がとぶ、一瞬だけドキッとする、胸が一瞬つまる感じがする、などの症状となります。これは気づかない人も多くほとんど問題のない不整脈です。

どんな原因？

心臓突然死を引き起こす「心室細動」「心室頻拍」は、心臓のポンプである心室に障害があって機能の低下している人に発生することが多いです。その原因として心筋梗塞が最も多く、拡張型心筋症、肥大型心筋症などの心筋症も多く認めます。また、心臓の機能が正常であっても、心筋の電気伝導異常興奮も心室細動や心室頻拍の原因に挙げられています。

高齢者に認められる心房細動発症の原因についてはまだ不明な点があり、様々な原因が挙げられています。日本人の1～2％（100～200万人）が心房細動だと推定されています。心房細動の患者さんは「加齢」に伴って増え、80歳以上の男性では10％以上といわれています。

心臓のリズム発生の大元になる細胞群（ペースメーカー細胞）は右心房の上大静脈開口付近にある「洞結節《どうけっせつ》」という部位にあり、そこから一定のリズムで電気的な信号を送って心臓全体のリズムを調整しています。しかし、高齢になるとこのペースメーカー細胞数の減少が起こり、十分なリズム発生のための電気信号を送れなくなり、そのため心房の他の部位の細胞が興奮を起こし、リズムが乱れてしまいます。また、高齢者人口の増加によって、心房細動を起こす人の割合も年々増加しており、1968～70年に比べて2010～20年代では男性で約3倍に増加したというデータがあります。さらに心房細動の40％は「症状がない」ともいわれており、自分に心房細動があるとは気づかないでいる人も多いので注意が必要な不整脈です。

どんな検査？

（1）心電図・ホルター心電図検査

心電図は、心臓の電気活動をグラフで見ることができる装置です。検査は痛みや危険もなく、ごく短時間で終わります。しかし、心電図検査では不整脈が出ている最中にしか異常を見つけられないことも多いため、不整脈を診断するために、繰り返しあるいは24時間連続などの形で検査をすることもあります。これが「ホルター心電図」で、携帯式の小型心電計につながる電極を体に貼り付けて24時間心電図を記録し、異常を見つけます。

(2)運動負荷試験・電気生理学的検査

より高度で精密な心電図検査として、運動負荷試験や電気生理学的検査などがあります。運動負荷試験では、階段を上り下りしたり、ウォーキングマシンの上を歩いたり、自転車をこいだりします。運動によって不整脈が出るか、あるいはそれがどのように変わるか、狭心症が出るかどうかなどをチェックします。

(3)胸部X線・心エコー　その他の検査

不整脈の原因を調べるためには心臓や他臓器の検査も必要になります。例えば心臓については胸部X線写真や心エコー（心臓超音波検査）、必要に応じて心臓カテーテル検査や各種造影検査などが役立ちます。特に心エコー検査では心臓に弁や心筋の病気があるかどうかがわかります。それ以外には血液やホルモンなどを含めた各種血液検査などがあります。

どのような不整脈に治療が必要？

ほとんどの不整脈は害がなく治療不要です。しかし、突然死を引き起こす不整脈、症状が強い不整脈、心不全や脳梗塞の原因となる不整脈は適切な治療が必要です。治療の種類と方法としては薬物療法以外に⒜カテーテル心筋焼灼術《しんきんしょうしゃくじゅつ》⒝植え込み型除細動器⒞ペースメーカーが挙げられます。

これらの治療手技については専門的になるので循環器専門医によって行われます。

【薬物療法】 薬物療法は①不整脈を停止させる②不整脈の発生を予防する③不整脈の頻度を減らす④不整脈の症状を軽減するなどの目的で行われます。用いられる薬は次のように分類されます。一方、心室筋の異常興奮によって起こる脈が飛ぶ、ドキドキとするような心室性不整脈に対して抗不整脈薬は使われなくなっています。１９８０年代に大規模な臨床試験が行われ、抗不整脈薬の一部（ナトリウムイオン遮断に関連する薬物）で長期間使用することでむしろ短命になるという結果が示されました。現在では、心筋梗塞後の頻発する心室性期外収縮に短期間投与されるだけになっています。ここでは、代表的な内服薬物だけを示します。

（1）抗不整脈薬

●アミオダロン塩酸塩（商品名：アンカロン錠　１００㎎）１日４００㎎を１～２回に分け

て1～2週間投与

●ジソピラミド（商品名：リスモダンカプセル　50mg、100mg）1日3カプセルを3回に分けて投与

●シベンゾリン（商品名：シベンゾリンコハク酸塩　50mg、100mg）1日3錠を3回に分けて投与

（2）ベータ（β）遮断薬

ベータ（β）遮断薬はアドレナリンを遮断することにより心拍数を低下させます。狭心症や心不全に対する治療薬、降圧剤としても用いられます。

●**アテノロール（商品名：テノーミン錠　25mg）1日1回2錠**

●カルベジロール（商品名：アーチスト錠　10mg）1日1回1錠

●ナドロール（商品名：ナディック錠　60mg）1日1回1錠

（3）カルシウム拮抗薬

主に降圧剤や狭心症に対する治療薬として用いられていますが、一部の薬剤は脈拍数を低下させる目的で用いられます。

●**ベラパミル塩酸塩（商品名：ワソラン錠　40mg）1日3回（1回1～2錠）**

●ジルチアゼム塩酸塩（商品名：ヘルベッサー錠　30mg、60mg）1日1回1錠 ※症状により

服用量が異なる

（4）抗凝固薬 ― 心房細動から脳梗塞予防 ―

心房細動の場合、脳梗塞の原因となる血栓の発生を予防します。従来から用いられているワルファリン（血液の凝固に必要なビタミンＫを減らすことによって血栓形成を抑制）と、２０１１年より発売された新しい抗凝固薬（血栓形成を活性化させる凝固因子〈トロンビンまたはＸａ因子〉を直接阻害する薬剤）の２つに分けられます。

●ワルファリンカリウム（商品名：ワルファリンK錠　０・５mg、１mg、２mg）※血液凝固値により異なる

●ダビガトラン（商品名：プラザキサカプセル　75mg、１１０mg）１日１回１錠

●リバーロキサバン（商品名：イグザレルト錠　15mg）１日１回１錠

どんな不整脈の予防法がある？ ― 心房細動について ―

高齢者が注意しなければならないのが「**心房細動**」です。心房細動は、心房が興奮し痙攣している状態になり、脈拍が４００～６００回／分と非常に速くなります。心房細動自体は命に関わるような危険な不整脈ではありません。しかし、心房細動が続くことにより血流が低下し、血栓ができやすくなります。この心房でできた血栓が、血流に乗り脳の血管を詰まら

せてしまうことで「脳梗塞」を引き起こしてしまうのです。つまり、前にも説明したように、心房細動発症の原因は複雑で、年齢や遺伝的要素は致し方ないにしても、生活習慣の中で飲酒、喫煙、カフェインのとりすぎや、ストレスが交感神経系の影響を受け、心拍数の増加、乱れを起こしやすいことが心房細動の引き金となります。したがって、予防法としては次のことに気をつけましょう。

(1)定期的な健康診断を受ける

動悸や息切れなどの症状で気づくこともありますが、高齢者では40%に症状が出ないケースもあります。定期的に健康診断を受けて早期に発見し対策を講じることが必要です。不整脈という診断が出れば、早いうちに食事や生活習慣など改善することができます。

(2)ストレスを避ける

適度な運動をしたりして、休日にはしっかりリフレッシュするようにしましょう。

(3)アルコールを控える

アルコールの分解物質アルデヒドなどの物質が心拍数影響を及ぼすことがあります。過度の飲酒を避けましょう。

(4)血圧をコントロールする(治療)

高血圧の人は、不整脈を起こしやすいといわれています。すでに高血圧と診断されている人は、適切な治療を行うようにしましょう。

18 前立腺肥大症 ― 薬物療法は限定的 ―

前立腺肥大症とは?

前立腺は膀胱から尿道が出る所で尿道を取り囲んでいます。中高年の男性で何らかの原因で前立腺が肥大してくると尿道を圧迫し、様々な排尿障害を引き起こします。加齢とともに男性ホルモンをはじめとする他の性ホルモン環境の変化のせいで前立腺が肥大すると考えられています。

どんな症状?

通常、高齢者で「尿の出が悪くなる」という症状で現れてきます。狭くなった尿道に尿を排泄しようとして膀胱が過度に収縮を繰り返すうちに膀胱の筋肉が障害を受け、これが異常な収縮を招き「過活動膀胱」の症状を招きます。

さらに、排尿後にも膀胱内には尿が残っており(残尿)、またおしっこをしたくなるなど、「尿が近くなる」原因となります。

（1）排尿困難…排尿困難とは、尿が出にくい症状の総称ですが、「尿の勢いが弱い」「尿が出始めるまでに時間がかかる（尿を出したくてもなかなか出ない）」「尿が分かれる（尿線が分かれて出る）」「排尿の途中で尿が途切れる」「尿をするときに力まなければならない」などの症状があります。

（2）蓄尿症状…多くの場合頻尿がみられます。頻尿については、1日に何回以上という定義はありませんが、昼間（朝起きてから就寝まで）についてはおおむね8回より多い場合、夜間は就寝後1回以上排尿のために起きる場合、それぞれ「昼間頻尿」「夜間頻尿」と考えられます。「尿意切迫感」は、急に我慢できないような強い尿意が起こる症状をいいます。

（3）排尿後症状…排尿後に「どうもすっきりしない」「尿が残っているような感じがする」という感じのことで、「残尿感」といいます。また、尿が終わったと思って、下着をつけると尿がたらたらと漏れて下着が汚れることがありますが、これを「排尿後尿滴下」といいます。

どんな原因？

前立腺が肥大する原因はまだはっきりとは解明されていません。しかし「男性ホルモンの働き」が関与していることは間違いなく、中高年になって男性ホルモンを含む性ホルモン環境の変化が起こることにより、前立腺が肥大すると考えられています。

どんな治療法？

【薬物療法】

（1）α1アドレナリン受容体遮断薬は古くから使われている標準治療薬です。

●タムスロシン塩酸塩（商品名：ハルナールD　0・2mg）1日1回1錠

●シロドシン（商品名：ユリーフ　2mg）1日2回（1回2錠）

この薬物は肥大した前立腺の平滑筋を弛緩させ、縮小させる作用があり、尿道の圧迫をやわらげて尿の通りを良くします。

副作用としてはふらつきや射精障害、鼻づまり、胃部不快感などがありますが、薬物中止により消失します。

（2）5α還元酵素阻害薬

●デュタステリド（商品名：アボルブ　0・5mg）1日1回1錠

前立腺体積を30％ほど縮小させる効果が期待されています。この薬物は、前立腺を強く肥大させる男性ホルモンであるジヒドロテストステロンの生成を抑制し、肥大した前立腺を縮小させ排尿障害を改善する薬です。

副作用としては、勃起不全、性欲減退、女性化乳房などがあります。一般的な商品はカプセル剤（アボルブ）で、カプセルの取り扱いに注意しなければなりません。

（3）ホスホジエステラーゼ5阻害薬

●タダラフィル（商品名：シアリス　5mg、10mg、20mg）1日1回1錠

尿道や前立腺の平滑筋を弛緩させ、下部尿路組織の血流量および酸素供給量を増やし、前立腺肥大に伴う排尿障害を緩和させます。この薬物は、本来勃起障害に有効として開発され、勃起不全治療薬および肺動脈性高血圧治療薬として臨床使用されています。

どんな予防法？

前立腺肥大症を予防する方法はありませんが、病状を進行させないためには、水分をとりすぎない、コーヒーやアルコールを飲みすぎない、刺激性食物の制限、便通の調節、適度な運動、長時間の座位や下半身の冷えを避ける、など日常生活での注意が必要です。また定期的な経過観察を行います。健康食品については、ビタミン、ミネラル、サプリメント、ノコギリヤシなど、前立腺肥大症に有効といわれるものがありますが、科学的には有効性は示されていません。

19 男性機能障害症（ＥＤ）―過性効果薬開発されている―

男子更年期障害とは？

更年期障害とは女性特有の症状として捉えられていましたが、近年では男性にも生じることが知られ、社会に認知されるようになっています。とはいえ、症状が現れているのに自覚していない男性も多いのです。基本的には男性ホルモンである「テストステロン」が加齢とともに減少して引き起こされる症状です。医学的には「加齢男性性腺機能低下症候群（ＬＯＨ症候群）」と呼ばれています。男性更年期障害の症状は様々ですが、大きく性機能関連症状、身体症状、精神症状とに分けられます。

どんな症状？

（１）性機能関連症状…性欲の減退、朝立ち（朝方、自覚しないのにも関わらず勃起する現象）の消失、勃起障害・あるいは不全（ＥＤ）といった男性機能の低下であり、これらの症状は加齢とともに増加します。これらはかなりはっきりとした症状として現れます。なかでもＥＤについては日本人の有病率は世界的にも高いというデータがあり、現代の複雑な社会環境が中高年の男性にとってストレスとなっていることも一因ではないかと思われます。

（2）身体症状…女性の場合と同じように、全身倦怠感、多汗、ほてり、筋肉や関節の痛み、頭痛、めまい、耳鳴りなどのあまりはっきりしない症状など、多岐にわたっている場合が多く、他の病気と間違われることもあります。

（3）精神症状…不眠、無気力、イライラ感、脱力感、性欲減退感、集中力低下、記憶力の低下など、うつ症状が現れることがあり、うつ病と間違われることがあります。さらに、男性ホルモンの減少により代謝面でも障害が起こり、メタボリックシンドローム、心筋梗塞などの生活習慣病に関連する病気のリスクが高まるとされています。

一般に、テストステロンの分泌は10代前半から急激に増加し、男性らしい体格と容貌を作りだし、20歳ごろがピークになり、その後なだらかなカーブを描いて減少していきます。男性では女性と異なり、男性ホルモンの加齢による低下は緩やかであり、特に個人差が大きいのです。

どんな治療？

◆テストステロン補充療法：基本的にはテストステロンの減少が病態の背景なので、症状から見えてくる「うつ病」と区別をするために、血液検査で「総テストステロン」と「遊離テストステロン」を測定します。その結果、基準値より低い場合、精神症状についてもさらに詳細に診察した上で男子更年期障害と診断し、治療の一環として男性ホルモン補充療法を行うことになります。しかし、もし前立腺がんや前立腺肥大が隠れていると、がんの増悪を誘発することがあるので、血液検査で前立腺がんの指標であるＰＳＡを調べてスクリーニングが行われています。この男性ホルモン補充療法は、症状が重い人が対象となりますが、必ずしも効果が見込まれるとは限りません。

　現在わが国で医学用として正式に承認されているのは、「エナルモンデポー」の注射で、２～３週間に一度投与されています。しかし、テストステロン補充療法は保険適用がありません。他に、承認されている薬物に市販薬の塗り薬「グローミン」があります。漢方薬でよく使われるのは、テストステロンを増やす効果があるとされる「補中益気湯《ほちゅうえっきとう》」です。

　ここで問題となるのは、ネット通販では海外からの「ステロイド・ホルモン」関連の情報が溢れんばかりにあり、特にスポーツ選手の筋肉増強に密かに使用されていることです。ドーピング問題として世界的に深刻な影を落としています。一方、スポーツ選手に限らず中高年男性も体力維持や勃起不全改善目的で使用されている例があり、特に海外からの輸入品には大量のステロイド・ホルモンが含まれており、様々な副作用を生じる危険があるので注意が必要です。

◆**薬物療法 ― 勃起不全（ＥＤ）治療薬 ―**：男子更年期障害の症状としての抑うつ気分、ＥＤとテストステロンとは互いに影響しあいます。そのためＥＤ治療薬として開発されてきた「バイアグラ」を代表とするＰＤＥ５阻害薬（ホスホジエステラーゼ５阻害薬）の服用は、ＥＤへの効果を発揮するにとどまらず、結果として「抑うつ気分」が緩和され「男性ホルモンが増加する」という現象を起こすことがあります。

現在臨床的に承認されている薬物について、ＰＤＥ５阻害薬の作用を簡単に説明します。性的興奮の刺激により陰茎の血管平滑筋が弛緩して海綿体に血液が流入し、充血して勃起が起こります。通常の状態では血管を弛緩させる物質（一酸化窒素）は放出されていません。一方、性的刺激により放出された弛緩物質は、ある特殊な酵素（ホスホジエステラーゼ：ＰＤＥ５）により分解されます。そこで、この酵素の働きを抑えることで、陰茎の充血を持続させる作用を発揮するのがＰＤＥ５阻害薬、すなわちＥＤ治療薬です。しかし、時々誤解されていますが、ＥＤ治療薬は性的刺激を強めたり、神経系を興奮させるものではなく、血管平滑筋にのみ直接作用します。現在承認されている治療薬は、商品名「バイアグラ」「レビトラ」「シアリス」の３種類であり、それぞれ作用強度、作用時間に差があります（※レビトラは現在販売されていません）。

(1)シルデナフィルクエン酸塩

ＥＤ治療薬として世界で初めてファイザー株式会社より製品化され、世界的に販売されました。その後、特許期限が切れて現在ジェネリック医薬品として採用されています。

●商品名：バイアグラ　25㎎、50㎎

作用時間は5時間程度であり、性行為1時間前に服用。副作用としては血管拡張による顔のほてり、目の充血、頭痛、鼻づまり、まぶしさなどがある。

(2)バルデナフィル塩酸塩水和物(レビトラジェネリック)

性行為1時間前に服用。持続時間は10㎎錠で5時間程度。副作用は、バイアグラと同様、顔のほてり、目の充血、頭痛、動悸、鼻づまりなどがあり、約90％以上の人に現れる。

(3)タダラフィル

●商品名：タダラフィル錠　2・5㎎、5㎎

バイアグラに比べてマイルドな効果で長時間作用型であり、30～36時間効果があるとされています。このため、ＥＤ治療薬としてではなく、**肺高血圧症や前立腺肥大症の治療薬として適用**されています。

ここに掲げた3種類のＥＤ治療薬の効果には個人差が多く、約20％の人には効果が期待できないことがあります。現在これらの薬物は適切な医療機関（主に泌尿器科、専門クリニック）で処方されますが、保険の適用はありません。問題は、ネット販売で容易に手に入ることであり、不適切な使用、特に外国からの偽物には危険な不純物が混じっていたりして思わぬ副作用を招くことがあります。

どんな予防法？ ― 日常生活改善 ―

男性更年期障害の改善には、日常生活の改善が必要です。まず、欠かせないのが適度な運動で、筋肉を使うことでテストステロンが増え、ストレス解消につながります。1日30分のスロージョギングや他人と競い合うスポーツも効果的です。

バランスのとれた食生活も欠かせません。なかでも、良質のタンパク質（肉、魚、卵、牛乳、豆）は、筋肉を作るのに必要な食べ物であり、日常の食事に積極的に取り入れるべきでしょう。一方、日常生活の中でやりがいのなさ、定年後の喪失感や社会からの疎外感などが様々な症状の根本となっている場合もあり、やりがいや充実感を感じられるようなライフスタイルに工夫を取り入れることが重要です。ボランティア活動をする、趣味を持つ、サークル活動に積極的に参加するなどして、自信と自分自身の存在意義を取り戻すことが求められます。

20 認知症 ― 治療薬は開発されていない ―

認知症とは？

「認知症」という言葉はすでに社会に定着していて、それ自体曖昧な意味合いではありますが、多くの人々は記憶力が衰えて、ついさっきまでのことが思い出せない、日常生活や社会生活に支障が出ているといった症状としてなんとなく理解されているかもしれません。しかしその実態となると、病状は複雑であり、一般の医師でさえも十分に理解しているとはいえない現状です。ここでは、できるだけやさしく「認知症」の前段階の症状と場面について説明します。

「認知症」とは、「一度正常に発達した知的機能が持続的に低下し、複数の認知機能障害があるため、社会生活に支障をきたすようになった状態」と定義づけられます。少し難しい用語が出てきますが、世界保健機関（ＷＨＯ）による国際疾病分類では、その診断基準として「意識障害がない状態で、日常生活に支障をきたす記憶障害、判断力・思考力・一般情報処理能力の障害、情動・意欲・社会行動の障害などを呈し、これらの症状が６カ月以上持続するもの」とされています。

しかしこのような症状のどれ一つをとっても、高齢者の場合は正常の老化現象や、うつ病、甲状腺機能低下症など、「認知症」と類似した状態がしばしば見られるのです。それに、テレビや新聞などを通じて、今や「認知症」について多くの情報が目につくようになり、高齢者自身や家族にとっても、「認知症ではないだろうか？」との不安に悩むことさえあるのです。

ここでは、現在知られている認知症の中で典型的な病態について詳しく説明するのは別の項目に譲り（付記を参照：アルツハイマー型認知症、レビー小体型認知症、前頭葉側頭葉型認知症、脳血管性認知症）、近年注目されている初期の認知症と疑われる症状「軽度認知障害（ＭＣＩ）」について説明しましょう。

軽度認知障害とは？

軽度認知障害は、認知症の前段階ではないかと注目されています。認知機能の低下は認められますが、日常生活や社会生活に困難をきたすほどではない状態です。しかし認知症特有の症状は、記憶障害、つまり、もの忘れや注意力の低下、仕事を計画的に行う能力の低下などが現れます。このような状態であっても、特に認知症自体の症状に比べれば、その障害の程度は軽いのです。では、どんな状態かその具体的な例を挙げてみましょう。

よく見られるのは、会話の中で同じ話が繰り返し出てくる、今までよく知っていた人の名前や自分のキャッシュカードの暗証番号がとっさに出てこない、でもヒントが与えられると思い出す程度の物忘れ、スーパーでの買い物の計算が苦手になっている、テレビや映画のストーリーが理解できず楽しめなくなっている、炊事で複雑な料理ができない、鍋をこがす、仕事場では新しい手順が覚えられなくなり、何度でも質問する、なんとなく無気力で元気が出ない、などの症状です。このような症状あるいは状態は高齢者によくみられることで、一般的な老化現象と区別がつきにくい場合があります。そこで、当事者である本人あるいは周囲の人達が物忘れの記録や、気になる仕草や状態を記録して、専門医（神経内科医、認知症専門精神科医）の診察を受けることを勧めます。高齢者の場合、内科的な他の病気との関連が考えられますので、かかりつけ医がいる場合は、その医師から専門医へ紹介してもらうのがよいでしょう。このような症状は、一般的な老化現象や老人性うつ病でもみられるので、専門医の正確な診断が必要なのです。

認知症の物忘れと老化による物忘れとの違いは？

まず、軽度認知障害での「物忘れ」の特徴は、経験したこと自体は覚えているのですが、その詳細な内容が思い出せない、例えば、会合や会議の約束はしたけれど、何時にどこで誰となどの内容を忘れている。あるニュースを聞いたことは覚えているが、その具体的な内容については曖昧である。会話の途中で込み入った話題になると、話は聞いているが内容を思い出せず何回も聞き直す。また、以前話した内容を忘れて同じ話を繰り返す、などが挙げられます。

一方、認知症の場合の物忘れの特徴は、物忘れの自覚が乏しい、直前の生活体験そのものを忘れることが挙げられます。数分前に会話をしたことを忘れている。したがって、同じ話を繰り返したり、質問を繰り返す。行動の記憶がない。そのため、食事をしたことを忘れている。日常使っている物の置き場所を忘れて思い出せない。どこにいるのか思い出せない。症状が進行してくると家族や親しかった人の名前が思い出せない。適切な言葉が出てこない。物の名前が思い出せない。このように病気の進行によって物忘れの程度は異なっていますが、初期の場合は、「忘れた」ことを指摘されると、当人は多少気がついていて、その場でごまかす、あるいは取り繕おうとして不自然な態度をとります。しかし、以前の出来事や家族のこと、子供の頃の記憶は保たれていて、過去のこととの会話には問題がありません。

正常老化による物忘れは、物忘れ自体を十分自覚している点で、病識が薄れ始めている初期の認知症の物忘れとは全く異なるのです。たとえ、あることが思い出せないとしても、ゆっくり時間をかけたり、ある種のきっかけやヒントが与えられると思い出すことができます。社会生活には問題はありません。

認知症に対する薬は？―効果は限定的―

２０１９年、現在わが国で「認知症治療薬」として使用が認可されている薬物には次のようなものがあります。

- **ドネペジル塩酸塩（商品名：アリセプト）**
- ガランタミン臭化水素酸塩（商品名：レミニール）
- リバスチグミン（商品名：リバスタッチ）
- メマンチン塩酸塩（商品名：メマリー）

いずれもアルツハイマー型認知症の進行を抑える薬として開発され、使用されてきました。しかし、その効果は限定的で、認知症それ自体を治療する薬ではありません。わが国をはじめ世界各国の研究者が、多くの研究費を投入して認知症治療薬の開発に努力を重ねてきたのですが、残念なことに未だ治療薬の開発に成功していないのが実情です。特に、アルツハイマー型認知症では、脳内に病的なある種のタンパク質や類似物質（アミロイドβ、タウタンパク質）が認知症発症前より蓄積していることが知られているので、これらの認知症誘発物質と思われている物質の出現を抑える予防的な薬物の開発も進められていますが、まだ実用の段階には至っていません。

ただし、エーザイ株式会社とアメリカの医薬品メーカー・バイオジェンが共同開発した「レカネマブ」がアルツハイマー型認知症の原因物質であるアミロイドβを取り除くことにより治療効果を発揮するとのことで2023年9月に厚生労働省より承認されています。今後、この薬物がどの程度の臨床効果を発揮するのか期待されます。

一方、現在使用されている「認知症進行抑制薬（進行を遅くする）」は、はたしてどれだけ有効的か?という問題もあります。これらの薬は臨床試験（多くの大学病院精神科や神経内科で実施）の段階で、最大8カ月ほど認知症症状の進行を抑える程度で許可されているのです。しかし、**実際の臨床の現場では、どれだけの効果があったかをみる改善度の指標を用いても、あまりはっきりした結果が得られていません。**患者さんの家族から「少しは、落ち着いたみたいです」との言葉を聞き、「しばらくこのお薬を続けてみましょう」と投与を続けることがありますが、むしろ「落ち着きがなくなった、興奮しやすくなった」との訴えもあり、そのような場合はすぐに薬を止めることにしています。

認知症の中でも「レビー小体型認知症」の場合、幻覚や妄想に対して、抗精神薬として「統合失調症」にだけ使用が認可されている薬物を使用することがあります。しかし、これらの抗精神薬の使用は、認知症の患者さんに対して本来認められていないのですが、注意深く薬物の量を検討しながら投与すれば、症状を改善することができます。ただし、これらの薬物の使用にあたって、医師は家族によく説明して了解してもらわなければなりません。というのは、アメリカでは認知症患者に対する抗精神薬の使用は、死亡率を高める危険性があると忠告されているからです。

認知症は予防できる？

難しい問題です。答えは「イエス」でもあり「ノー」でもあります。

まず、認知症の中で予防できるものに「脳血管性認知症」があります。この病態は高脂血症（コレステロールが高い）、動脈硬化症（動脈が硬くなっている状態）や糖尿病などの生活習慣病が基になって脳の小さな血管が詰まったり（ラクナ梗塞）、脳梗塞、脳出血が起こった結果、認知症の症状が出現します。したがって、このタイプの認知症は明らかに生活習慣病が誘因となっています。つまり生活習慣病を予防することで、このタイプの認知症を予防することができるのです。適度な運動、適切な食事、ストレス解消、禁煙などの日常の生活に気をつけることにより、認知症の発症に予防的効果が発揮できるのです。

予防できない、あるいは難しい認知症に「レビー小体型認知症」と「前頭葉側頭葉型認知症」（いずれも付記参照）があります。どちらもなぜこのような病気が起こってくるのか原因がはっきりしていません。

認知症の中でも最も発症の頻度が高い（40～60％）病気「アルツハイマー型認知症」（付記参

照）について、どのような状態がこの認知症の発病と関連しているかこれまで多くの研究により調べられてきました。その結果、病気の発症の引き金になるかもしれない様々な因子（危険因子、あるいはリスク）が明らかにされてきました。

まず、挙げられるのは「加齢」です。確かに80歳以上になると5人に1人はアルツハイマー型認知症になるといわれています。しかし、「年齢」は予防できません。すでに筆者も一番の危険因子を持ち合わせていることになります。その次にリスクが高いのは、聴力の低下、難聴です。難聴を放置していると認知症になる確率が高くなると報告されています。さらに、喫煙が挙げられます。続いて、注目されるのは、社会的孤立、運動不足です。他に生活習慣病が挙げられます。２０１７年、世界的に権威ある英国の医学雑誌「ランセット」に「アルツハイマー病は、脳への刺激・運動・食事に気をつければ35％は予防できる」と報告されています。

第三章

その「サプリメント」本当に必要か？

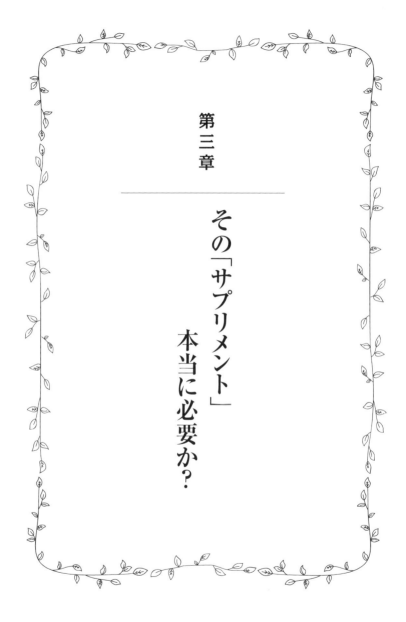

新聞やテレビでは毎日のように大々的にサプリメントの広告が掲載されています。今や国民がサプリメントに費やす金額は国民保険の薬価総額を上回るほどになっています。溢れんばかりの「健康改善・維持情報」に高齢者はどれを信じてよいのか戸惑うばかりです。ここでは、日常目にする「健康によさそうだとされるサプリメント」の効用について解説します。

では、「サプリメント」とはどんなものでしょう?

サプリメントは「健康食品」で、その分類は次の通りです。

(1)特定保健用食品…健康維持に役立つと科学的に認められた食品。販売するには効果や安全性について国の審査を受け、消費者庁の許可を受けなければいけない。

(2)機能性表示食品…事業者の責任において科学的根拠に基づいた機能性を表示している食品。販売前に消費者庁に届け出れば機能性を表示することができる(国の審査不要)。

(3)栄養機能食品…日常の生活に必要な栄養成分(ビタミン、ミネラルなど)が不足している場合、それを補うために利用する食品。すでに科学的根拠が示されている栄養成分を一定の基準量含んでいれば機能性を表示することができる。

ここでは、高齢者によさそうなサプリメントの宣伝とその効果について代表的な例で解説します。多少難解なところがあるかもしれませんが、できるだけ現在、科学的に証明されていることをふまえて記述しています。

1　階段が楽に上れるようになった ― グルコサミン・コンドロイチン ―

高齢になるにつれ若い時に比べて足腰が衰えるのは致し方ないにしても、日常生活で階段の上り下りや近所に買い物に出かけるだけでも膝が痛くなるなど不自由を感じていることがあります。そんな時に目にするのが、テレビの広告で「階段が楽に上れるようになった」「散歩が楽しくなった」など、中年のモデルさんが楽しげに語りかける場面です。そして、続けて「このグルコサミン・サプリメントのおかげです」とナレーションが入ります。いかにもこのサプリメントを飲めば膝の痛みもなくなり、元気に楽しく散歩ができるような気分にさせられます。

では、本当に宣伝されるように、グルコサミンやコンドロイチンの摂取で膝の痛みを和らげたり、スムーズに散歩ができるようになるのでしょうか？　まず、グルコサミンとコンドロイチンとはどんな物質か説明しましょう。

◆グルコサミン：自然界ではカニやエビの甲羅のキチン質として大量に存在しています。グルコースの一部にアミノ基が付いたアミノ糖の一つです。軟骨の存在する「グリコサミノグリカン」と呼ばれるムコ多糖の成分で、プロテオグリカン複合体の中心を占める物質で軟骨のような「クッション作用」を持つ成分として重要な役割を持っています。

◆**コンドロイチン：**コンドロイチン硫酸は軟骨（膝関節などの節部の表面にある軟らかい骨）、結合組織、粘液に含まれるムコ多糖の一種類です。ムコ多糖とはアミノ酸（例えば、生体に必要な単位で「レンガ」）物質が鎖状につながった糖が集まって「たわし状」の形をとっている物質で、細胞の内外の水分を保持する役目を担っています。

経口摂取したグルコサミン・コンドロイチンの運命は？

では、これらの物質を経口摂取した時には、はたしてどうなるのでしょうか？一見すると軟骨のクッション成分を体に取り込めば、加齢とともにクッション成分が減少しているところにこれらの物質を補充することができるような気がしてきます。しかし、グルコサミンやコンドロイチンはアミノ酸や糖から構成された物質です。

経口摂取した場合、腸管内の消化酵素によりほとんど分解され、単純なアミノ酸と糖になり、腸管から吸収されます。分解されたアミノ酸や糖は軟骨成分を構成する材料として利用されるかもしれません。ごく一部は特殊な細胞内取り込みメカニズムによって腸管から吸収されるかもしれませんが、仮に血液中に吸収されるにしても肝臓で分解されることになってしまいます。さらに、関節内腔には血管はありません。そうなると、**経口摂取したこれらの物質が軟骨成分に到達できるのか疑問**になってきます。

グルコサミン・コンドロイチンの有効性は？

これまで「変形性膝関節炎」や膝の痛みに有効といわれてきましたが、その有効性に関する臨床試験の成績で明確に有効性を示した結果はありません。確かに少数例では膝の痛みが和らいだとの報告は散見されますが、信頼に足る報告とはいえません。

例えば、米国国立衛生研究所が行った大規模研究、グルコサミン、コンドロイチン関節炎介入試験で、変形性膝関節炎（中程度の膝の痛み、歩行時の膝の痛み）の患者を対象にコンドロイチン、グルコサミン塩酸塩、両方のサプリメント、処方薬（抗炎症、鎮痛薬：セレコキシブ）、プラセボ（偽薬：作用無し）を6カ月投与して、それぞれのグループとプラセボグループの結果と比較検討したところ、全般にサプリメントを摂取したグループでは、膝が痛むまたは機能に有意差は認められない、という結果が得られました。興味あることに、偽薬を投与されたグループでも、ある一定の割合で膝の痛みに改善が認められています。つまり、この偽薬例とサプリメント・グループの結果には統計学的に有意差は認められなかったということになります。（Chondroitin and Glucosamine-Systematic Review ／ Reviews ／ Meta-analysis:PubMed）

一方、厚生労働省『「統合医療」に係る情報発信等推進事業』のレポートで国内での試験結果が示されています。それによれば、膝関節に痛みのある健康な成人46人を対象にした二重盲検無作為プラセボ対照試験で、ブタ由来コンドロイチン硫酸350mg／日を12週間摂取させたところ、膝の痛み、こわばり、違和感に影響は認められませんでした。

これまで行われてきた臨床試験の検証結果から、**専門家は科学的見地からグルコサミンとコンドロイチンが変形性膝関節炎や変形性股関節炎に有効である可能性を否定**しています。

2 この「サプリメント」でダイエットに成功した―L-カルニチン―

高齢になり運動量が減少し代謝が落ちる一方で、食事摂取量は変わらないとなると肥満になりがちです。腹囲を測定して、ある一定以上の数値（男性85cm、女性90cm）であればいわゆる「メタボリックシンドローム」と定義付けられ、循環器系の病気や、糖尿病発症など健康上に問題があるとされています。基本的には摂取カロリーを消費カロリーが上回らない限り体重は減りませんし、肥満の解消にはつながりません。できれば日常の運動や生活習慣を変えて体重をコントロールすることが望ましいのですが、つい「少しでも健康になりたい」との一心でサプリメントに飛びつく人が大勢いるのです。

それぞれのメーカーは宣伝文句にそれらしい言葉を並べて、巧妙に消費者の購買意欲を煽っています。テレビや新聞の広告で「このサプリのおかげですっかり体重が減少しました」

と、にこやかに語りかける場面が出てきます。しかし、その画面の片隅には小さな文字で、「**これは個人の感想です。適度な運動と食事摂取のコントロールが必要です**」と表示されています。サプリメントはあくまでも「**健康食品**」であり、「医薬品」ではありません。したがって、病気を治す「医薬品」とは異なり、確かな効果がなくとも「体重減少効果」などの言葉を使わない限り「食品」として販売されているのです。では、どんな系統のダイエット・サプリメントがあるのでしょう。

(1)脂肪燃焼型サプリメント

脂肪を積極的に燃焼させて効果的にダイエットに役立つことを目的とし、様々な素材や成分が研究されてきました。その中で、科学的なエビデンス(根拠)が出ているものやメカニズムが分かっているものも出てきました。それらの物質や素材がダイエット・サプリメントとして販売されています。

◆**L‐カルニチン**:その中でよく宣伝されているものに「L‐カルニチン」が挙げられます。この物質はアミノ酸の一種で、羊肉やカツオの身に豊富に含まれており、食餌として体内に取り入れた脂肪や糖分をミトコンドリアという燃焼装置に運ぶ役割を担っています。そこで、カロリーを抑えた食事と適度な運動に加えてL‐カルニチンの補給は肥満している人の体重減少に役立つとされる研究があります。しかし、これはあくまでも、「適度な運動とカロリーを抑えた食事」という条件下での効果であって、Ｌ－カルニチンそのものに体重減少効果はありません。

◆**茶カテキン**：日常的に飲んでいる緑茶や紅茶に含まれている「茶カテキン」を含む飲料やサプリメントが厚生労働省により体脂肪減少効果の機能性を示唆する表示が許可されている「特定保健用食品」として認可されています（国立健康・栄養研究所ホームページ）。しかし、ハーブ系のダイエット・サプリメントの効果について信頼性の高い54個の研究論文を検証した最近の研究では、「緑茶」による有効な体重減少は確認されていません（ヨーロッパ肥満学会２０２１：Erica Bessell et al）。つまり、**茶カテキンには明確なダイエット効果は期待できない**ということです。

(2)食欲抑制型サプリメント

このタイプのサプリメントは食欲中枢を抑制して食べすぎによる肥満を解消する目的で宣伝されています。しかし、基本的には医学的に証明されている「食欲中枢を抑制」する物質は「薬物」や「危険化学物質」とされていますので、サプリメント（食品）として用いられていません。

食欲抑制系サプリメントに配合されているものにインドや東南アジア原産の果実の皮に含まれる「**ガルシニア**」（**ヒドロキシクエン酸**）や、**グアバ葉ポリフェノール**があり、それぞれ満腹中枢を抑えて空腹感を感じにくくすると謳《うた》われています。しかし、残念ながらこれらの物質の**体重減量効果については信頼のおける研究結果、エビデンスは得られていません**（厚生労働省『「総合医療」に係る情報発信等推進事業』）。一方、最近の研究ではシドニー大学のエリカ・ベッセルらがダイエット系サプリメントの効果について分析した詳しい研究論文があります（E.Bessell et al. Int.J.Obes 2021）。それによると、サプリメントを飲んだ人とプラセボ（偽のサプリメント）を飲んだ人と比べて「平均2・5kg以上の体重減少」が確認された対象を医学的に有意としています。研究対象となったサプリメントには次のような物質があります。

マンゴスチン、エフェドラ（マオウ）、白インゲン豆、アフリカンマンゴー、イエルバ、マテ、カンゾウ（甘草）などがあります。結果は、白インゲン豆含有サプリメント（平均1・6kg減少）を除き有意な体重減少は認められていません。一方、いくつかの天然由来の物質が有効そうな研究結果が示されていますが、研究対象が少なかったり、研究デザインが不十分だったりして、**科学的根拠に乏しい**と言わざるを得ません。

摂食行動は栄養が不足すれば食物を摂取し、充足すれば摂食を抑制するというメカニズムが働いていて、主に脳の一部にある満腹中枢や摂食中枢が関与することが知られています。しかし、そのメカニズムは複雑であり、血液中のグルコース濃度、新たに見つかった脂肪細胞から分泌される「レプチン」や主に胃に存在する「グレリン」という物質が中枢神経の神経回路群に働きかけて食欲減少（レプチン）や食欲増進作用（グレリン）に影響することで私たちの摂食行動に深く関与していることが分かってきました。したがって、多くのサプリメントで宣伝されているような「満腹中枢を抑制する」というような作用で体重減少効果を説明できるものではありません。**臨床的に安全で肥満解消に効果のある薬物は開発されていない**のです。

現在のところ、**ダイエット・サプリメントが有効であると推奨する科学的根拠は不十分**であり、基本的には、「適度な運動」「適切な食事」こそが適切な体重維持に重要であるということになります。

3 目がよく見えるようになった—アントシアニンとルテイン—

日常生活において目からの情報は欠かせないもので、睡眠時以外目は一時も休まずに働いています。高齢になると目の疲れ、小さい字が読めない、物がかすんで見える、光が眩しい、物がちらついて見える、目の奥が痛い、見える範囲が狭くなった、涙が出るなど、若い時には感じなかった様々な不具合が起こってきます。そんな時目にするのが、テレビや新聞の広告で「このサプリメントを飲んだら目がすっきり、よく見えるようになった」「目の疲れにはアントシアニン」「ブルーベリーの成分があなたの視力を回復」などの宣伝文句に目を奪われ、1カ月でも試してみようかという気分に誘われます。でも、広告やテレビコマーシャルの紙面や画面の下隅に小さな文字で「**これは個人の感想であり、効果を示すものではありません**」と表示されています。もう一度、立ち止まって考えてみてください。

ここでは「目によいサプリメント」に含まれる成分についてその作用と目に対する効果について説明します。その代表は「アントシアニン」と「ルテイン」です。

(1)アントシアニン

植物に含まれる水溶性の物質で花や果実に広く分布し、青、紫、赤色を示す「色素」で、化学的な構成成分の違いにより多くの種類があります。この色素を豊富に含む植物は次のようなものがあります。クワ、グランベリー、ブルーベリー、プルーン、ブドウ、ラズベリー、イチゴ、ムラサキイモなどで、いずれも青、紫の果実です。ではどんな作用があるのでしょう。

◆作用：今から約80年前、第二次世界大戦時イギリスの兵士がブルーベリーを食べたところ夜間に視力がよくなったというエピソードや、「フレンチ・パラドックス」といってぶどう酒をよく飲むフランス人には心臓病が少ないという見解もあり、それ以来アントシアニンの作用について研究が行われてきました。

現在アントシアニンについて分かっていることの基本的な作用は「抗酸化作用」です。抗酸化作用とは、物質の酸化を抑制する作用のことです。「酸化」とは、ある物質が酸素と結びつくことです。ところで、酸素の中には一部普通の酸素と比べて、モノを酸化させる力が非常に強い酸素（活性酸素）が含まれています。この「活性酸素」と結びつき、酸化を抑制する作用のことを「抗酸化作用」といいます。ちなみに、私たちは普通に生きているだけでも、呼吸して体に取り入れた酸素の約２％が活性酸素になるといわれています。また、紫外線を浴びたり、激しい運動をしたときも活性酸素が増加します。この特殊な酸素が細胞に様々な害を及ぼして、最終的には生体の臓器に障害をきたすことになります。そこでこれまで「活性酸素」の生体に及ぼす研究が数多く行われてきました。では、活性酸素とそれを抑制するアントシアニンの目に対する効果についてみてみましょう。

目に入ってくる光はまずレンズである水晶体を通過します。この時、わずかながら太陽光線により活性酸素が産生され、水晶体のタンパク質に障害を与えることになるかもしれません。この障害が長く続けば水晶体のタンパク質に変性が起こり、透明度の低下（白内障）につながると思われます。そこで、原理的にはアントシアニンはこのわずかな活性酸素の作用をブロックすることにより水晶体の変性を予防すると期待されるのです。一方、アントシアニンは抗酸化作用ばかりではなく、青色の光線をブロックする作用もあり、水晶体を通過する線量を少なくし活性酸素発生量を減少します。

水晶体を通過した光線は網膜に到達します。この時、侵入光線を集める場所があります。

網膜の中心部には、「視細胞」という光を感じる細胞が密集しており、その部位を「黄斑部（黄斑）」といいます。黄斑部は光を刺激として受け取り、その信号を視神経を通じて脳に伝達する重要な部位です。加齢や疾患により黄斑部に異常をきたすと、細かいものを識別したり色を見分ける能力が低下するため、日常生活に影響を及ぼす可能性があります。黄斑部をはじめ光を電気信号に変えて中枢に伝える視細胞には特殊な物質「ロドプシン」があり、この物質を介して光信号を電気信号に変換する作用を担っています。ロドプシンは光信号が長く続くと消耗しますが、視細胞にはロドプシン再生機能があり必要な量を再合成します。活性酸素はこのロドプシン再生機能に障害を与えるとされています。したがって、ここでアントシアニンは視神経細胞障害に予防的効果を発揮するのではないかと考えられているのです。

このような理論構成と一部の臨床研究、伝統的治療により、一部ヨーロッパの国では「白内障予防効果」「黄斑変性予防効果」のある医薬品として認可されています。しかし、わが国では「医薬品」として認可されてはいません。食薬区分として「**医薬品的効果を標榜しない限り医薬品と判断しない成分**」に該当するとされています。では、私たちが日常目にするサプリメントの「目によい」とする効果は、はたしてあるのでしょうか?

◆目に対する効果：ここに、いわゆる目の疲れ（眼精疲労）の様々な症状に対してアントシアニンを投与した時の眼精疲労自覚症状の改善度に関する臨床研究があります（梶本：Osaka

University Knowledge Archive 1988)。眼精疲労の症状として「目が疲れる」「目が痛む」「涙が出る」などが挙げられています。アントシアニン投与後、暗視順応に多少なりとも改善傾向がみられたとしています。しかし、他の目の症状に対しては明確な改善効果は認められていません。他の二重盲検プラセボ対照試験研究では、健康な成人に対してアントシアニン投与後プラセボ（偽薬）投与群に比べて、暗順応率、薄明視コントラスト感度、目の疲労の改善効果は認められていません。つまり、疲れ目、視力減退など高齢者に見られる**目の症状にはあまり効果がない**というのが現実的な結論です。

（2）ルテイン

強い抗酸化作用（説明済み）を持つほうれん草やブロッコリーなどに含まれる色素成分で、特に水晶体と黄斑部にある主要なカロチノイド（黄、赤などの天然色素の一群）が「ルテイン」です。これらの部位が正常に働くために重要な役割を果たしています。加齢黄斑症や白内障など、加齢による目の病気や予防、改善に有用であるとされ、多くのサプリメントに含まれています。では、どのような作用があるのでしょう。

◆**作用**：ルテインには光を遮る役割があります。特に紫外線の中に含まれる青い光を遮る作用によって細胞に与える障害を軽減します。青い光は紫外線ばかりでなく人工の光、テレビ、蛍光灯、パソコン、スマートフォンなどから発する光にも含まれていて、目の組織に障害を及ぼすと考えられます。ルテインはこの青い光成分を遮断する作用によって目の細胞に対する保護作用が期待されているのです。したがって、ルテインは抗酸化作用と相まって光が通過する水晶体と光が集まる黄斑部を守る役目を果たすと考えられ、理論上、白内障、加齢黄斑変性症の発症予防効果があるとされています。しかし、「サプリメント」として摂取した場合、**「目によい」といわれるほどの効果があるかは不明であり、健康な人での目の働きに対する有効性について信頼できるデータは限定的**であると報告されています（厚生労働省「健康食品」の素材情報データベース）。

4 昔の「あの活力」取り戻した――アルギニン・オルニチン・マカ――

誰しも高齢になれば「最近元気が出ない」「疲れやすい」「体力の回復が遅い」「昔のあの活力が衰えた」など、若い時に比べて自分の体力の衰えを感じるものです。そんな時に目にするのが新聞一面の広告で「あの元気をもう一度――この○○こそあなたに活力を――」、テレビでは元気そうな高齢男性が、いかにもはつらつとした様子で「昔の私を取り戻した」と語りかけるコマーシャルが飛び込んできます。さらに、新聞広告では某医学博士と名乗る人物が「○○の化学成分で若さを保ち続けることが証明された」などもっともらしく解説しています。

さて、この溢れんばかりの「若返り健康秘訣」情報にさらされると、「そうか、一度は試してみるか」という気分にさせられるのです。これをコマーシャルの「洗脳効果」といいます。一度この戦略にはまるともう引き返すことができなくなり、すっかり「○○の効果」を信じ込んでしまうのです。さて、高齢になって活力が減退する原因は何でしょう。

まず考えられるのが、「加齢そのもの」です。その背景には「ホルモンバランスの乱れ」があり、さらに「生活習慣や食生活の変化」が挙げられます。これらの変化は細胞の活力、老化によるものだとして、それを予防するとされる様々な物質が「サプリメント」に含まれていて、その効果が宣伝されているのです。代表的な物質に、**アルギニン、オルニチン、シトルリン、亜鉛、マカ、ビタミン類などがあります。**

ではそれぞれの物質にどれほどの効果があるのか調べてみましょう。

(1)アルギニン
アルギニンは多くの食物に含まれるアルカリ性のアミノ酸で、生体では「尿素サイクル：エネルギーの元となる物質分解回路」の中間物質として生合成される物質です。生体内で合成されるため「非必須アミノ酸」に分類されていますが、アルギニンは速やかに分解されるので、合成能力がまだ十分ではない子供では「必須アミノ酸」になっています。アルギニンが代謝される際に発生する物質に「一酸化窒素：ＮＯ」があり、この物質ＮＯを介して子供の成長ホルモンの分泌促進、血管拡張、免疫機能向上、脂肪代謝促進など様々な機能に関係します。そのため、一般的に「免疫力を高める」「疲労回復」「男性機能改善」効果が期待されて、「サプリメント」に含まれます。臨床的には一部術後回復、末梢血管障害に有効であるとの報告がありますが、**健康成人、高齢者についての明確な有効性は証明されていません。**

例えば、疲労回復について健康成人でプラセボ（偽薬）投与とアルギニン投与群で、レジスタンス運動（筋肉に抵抗をかける動作を繰り返す運動）を行い、疲労回復指標（最大反復回数、主観的運動強度）、筋肉痛、疲労マーカーなどをプラセボ投与群と比較した場合、有意差は認められなかったという報告があり、他にも同様のアルギニンの疲労回復作用効果について否定的な研究報告が多数あります。つまり、アルギニンの**疲労回復効果については明確な効果は得られていない**ということになります。では、免疫力強化についてはどうでしょう。

客観的な研究ではアルギニン投与により免疫機能の関与するＣＤ４リンパ球の増加は認められず、免疫細胞との関連では研究によりばらつきが多く、**明確な作用は認められていません。**さらに、**男性機能改善効果**についてもプラセボ投与群との間で差は認められず、「**効果なし**」とされています（厚生労働省「健康食品」の素材情報データベース）。

(2)オルニチン

オルニチンはアミノ酸の一種で、多くの食品に含まれています。生体内でタンパク質を構成するアミノ酸ではなく、生体内でL－アルギニンから生合成され血液中に溶け込んで全身をめぐるアミノ酸で「遊離アミノ酸」と呼ばれています。オルニチンの主な作用として、肝臓で尿素生成を行う「オルニチンサイクル」（タンパク質分解で生じたアンモニアを分解する回路）においてアルギニン代謝の中間体として重要な役割を果たしています。なお、有害なアンモニアは生命活動に必須なエネルギーである物質「ATP（アデノシン三リン酸）」を産生する代謝回路（TCAサイクル）を阻害することが知られています。したがって、オルニチンはTCAサイクルを円滑にするよう働き、エネルギーの産生に関係していると考えられています。

このようなオルニチンの生化学的な作用に基づき「**筋肉合成や脂肪代謝を促進する**」「**運動による疲労を回復する**」「**肝臓の働きを促進し解毒し二日酔いに効く**」とされて、サプリメントに利用されています。特に、自然界では「シジミ」に多く含まれていて、100gあたり10～15mgとされています。そこで、サプリメントには「シジミをぎゅっと凝縮したオルニチンを含んでいます」と宣伝されています。仮に人が1日に必要とするオルニチン量は約500mg～1000mgとします。そこで、シジミ100gは35個に相当し、約500mgのオルニチンを必要とするシジミの量は約3kg（約1000個）に相当します。いろんな会社から売り出されているサプリメント1粒には約200㎎のオルニチンが含まれています。つまり、宣伝されている「シジミ由来オルニチン」ではなく、合成された物質なのです。

さて、宣伝でいわれているような効果がはたしてあるのでしょうか？　厚生労働省「健康食品」の素材情報データベースによると、**「運動パフォーマンスに対して有効性が示唆されているものの、その他の有効性について情報の信頼性が高いとされる研究方法で検討した報告は見当たらない、もしく現時点で十分ではない」**と結論づけています。その上で、国内と海外の研究論文を挙げていますが、いずれも被験者数が少数であり、さらに、結果が主観的であり、十分な検証には耐えられません。例えば、国内での試験では、健康な成人17人でL－オルニチン2g／日を7日間摂取させたところ血中脂質代謝促進が認められ、運動負荷後血中アンモニアの増加抑制、回復の**主観的疲労感の抑制**が認められたとしています。

つまり「二日酔いに効く」というのはあくまでも主観的な感想であり、テレビ画面の隅には**「個人の感想であり、効果を示すものではありません」**と小さな文字で表記されています。

（3）マカ

マカは南米ペルーのアンデス山脈に自生する多年生植物の一種です。その根は白、黄色、ピンクなどの色があり、多くの物質、リノレン酸、パルミチン酸、オレイン酸を含む脂質、必須アミノ酸、鉄、亜鉛、カルシウム、銅などのミネラル成分が含まれています。このため古くからアンデス地方ではスタミナ源として重宝され、野菜スープや発酵飲料に用いられてきました。乾燥させたマカは長期保存が可能であり、貴重な交易資源として扱われていました。現在では、「**精力増進**」「**更年期障害改善**」「**アンチエイジング効果**」などがいわれ、多くのサプリメントに利用され多数販売されています。

高齢になると誰しも精力や体力の衰えを覚え、日常的にテレビや新聞広告で宣伝されるサプリメントに頼ろうという気分になります。では、若さを取り戻す効果を謳ったサプリメントにどれだけの効果があるのでしょう。

確かに「マカ」に含まれている必須アミノ酸は、私たちヒトの成長や生命維持に必要であるにも関わらず、生体では合成されないため、植物から摂取しなければならないアミノ酸です。さらに、体に必要な数種類のミネラルも含まれています。それ故、「マカ」はいかにも体に良さそうな印象があり、多くの宣伝文句が書かれています。しかし、厚生労働省「健康食品」の素材情報データベースによれば、宣伝文句に書かれているような、精力増進作用などの効果については、「**人において信頼できる十分な情報は見当たらない**」と結論づけています。例えば、健康な男性を対象とした二重盲検試験においてマカを12週間摂取させたところ、性ホルモンの上昇が認められたと報告していますが、結論の中で、被験者数が十分ではなく明確な効果であるとはいえないとしています。また、勃起不全患者29人の試験では、精神状態機能指標のうち、「混乱」の改善効果が認められたが、**勃起機能指標に改善は認められなかった**としています。

わが国における栄養状況を見れば、普段の食事の中で、必須アミノ酸もミネラル成分も十分含まれているので、あえて高額なサプリメントに頼る必要はないのではないでしょうか。

5 お肌がつやつやになった──コラーゲン──

コラーゲンとは？

高齢になると誰しも肌のあれ、しわ、たるみが気になるものです。長年生きてきた様々な経験の印として受け止める人もいるでしょう。しかし、多くの人はできれば若い時の肌の艶《つや》や張りを取り戻したいと思うのが人の性《さが》というものです。こんな時、ふと目につくのが肌の老化防止、美肌効果を謳った「コラーゲン」を含んだサプリメントです。確かに「コラーゲン」そのものは肌の弾力性を保つ成分として必要であることには間違いありません。

まず「コラーゲン」とはどんな物質なのか説明しましょう。「コラーゲン」は体の組織を構成するタンパク質の一種で、体内のタンパク質の約30％、そのうち40％が皮膚に、20％が骨や軟骨に存在しています。その役割は肌の弾力性や関節の柔軟性に必要な要素となっています。ところが、この物質は高齢になると紫外線の影響などの様々な要因によって減少、あるいは性質が変わって、肌の弾力性や保湿性などが失われてきます。そこで、失われたコラーゲンを補給することができれば、再び肌の若さを保てるのではないかと思われてきました。

コラーゲンは様々な構造で生体内に存在しており、発見された順にⅠ型、Ⅱ型に分類されています。加熱によって産生されたものがゼラチン（変性コラーゲン）で、スープやゼラチン食品に使われています。一方、サプリメントに使用されているコラーゲンは、コラーゲンの加水分解産物です（コラーゲンペプチド：低分子コラーゲンと記載されている）。コラーゲンペプチドはアミノ酸（タンパク質を構成するレンガのようなもの）2〜100以下で構成される混合物です。しかし、人に必要な必須アミノ酸（トリプトファン）は含まれていません。コラーゲンを多く含む食品には鳥の手羽先、フカヒレ、牛すじ、とんこつなどがあります。

さて、ここからが難しい問題に触れることになります。それは、「はたして飲むコラーゲンに美肌効果があるのか？」という問題です。

飲むコラーゲンの効果は？

コラーゲンはここで説明したようにタンパク質の一種ですから、口から摂取した場合、つまりフカヒレを食べた時と同じように、胃、腸にあるタンパク質分解酵素によってそれぞれのアミノ酸に分解され、つまり消化されます。コラーゲンそのものが皮膚にまでたどり着き、皮膚の保水効果や美肌効果を発揮するものでは決してありません。従来の医学的常識に照らし合わせれば当然の結論となります。過去の日本の研究結果を見ても確かに、飲むコラーゲン（コラーゲンペプチド）には皮膚の保湿機能、しわ、きめ、**肌の状態の主観的な効果に影響は認められなかった**としています。例えば、２０１８年研究論文によると、成人45人を対象とした試験で、コラーゲンペプチドを12週間摂取させたところ、**顔肌の水分量、油量、きめ、しわなどの評価項目に影響はなかった**と結論づけています（厚生労働省「健康食品」の素材情報データベース）。

一方、コラーゲンは「線維芽細胞《せんいがさいぼう》」という皮膚にある細胞から作り出されることが科学的に証明されています。この細胞を活性化させ、コラーゲンを作り出させる物質の候補としてコラーゲンペプチドの中でも分子量の小さな「**ヒドロキシプロリン**」「**ヒドロキシリジン**」が挙げられ、これらの物質が試験管内では線維芽細胞を活性化させることが示されていました。そこで、これら2種類の物質をヒトに経口摂取させ偽薬と比較したところ、皮膚保湿性、皮膚弾力性、しわ、あれ肌に効果があったとし、この結果は、高濃度のこれらの物質を含むコラーゲンペプチドの摂取は顔皮膚コンディションに効果があることを示していると記載しています（Inoue et al 2016 J Sci Food Aguri）。一方、同様の試験を行った11研究論文をシステマティックにレビューした論文では、経口摂取コラーゲンは皮膚保湿性、弾力性、脱水に多少効果があるのではないかと示唆し、さらに、コラーゲン経口摂取の効果については、将来的に皮膚科学的立場より多くの被験者により長期にわたる信頼おける研究が望まれると結論づけています（Hend Al-Atif 2022 Derma Pract Conccept）。

このように、サプリメントとしてコラーゲンを飲むと、多少なりともコラーゲンの産生が増え、肌のコンディションを整えるという仮説がありますが、現在のところ**「飲むコラーゲン」の美肌効果については明確な答えは見つかっていない**ことになります。

コラーゲンを飲むことによって主観的に肌の状態が良くなったと思う人にあえて「効果なし、おやめなさい」とは言いません。しかし、サプリメントを飲んだ結果アレルギーを起こしたり、重篤なアナフィラキシーショックに陥った例も報告されています。さらに、過剰に摂取すると、ニキビや肌あれの原因にもなりかねません。では、肌のコラーゲンを増やす、あるいは分解を防止するにはどうしたらよいのでしょう。まず挙げられるのは日常生活の改善です。バランスのよい食事、適切な睡眠、適度な運動、ストレス解消、紫外線対策、禁煙などです。

6 ドリンク1本、今日も元気！―カフェインと糖―

高齢になれば誰しも「なんとなく疲れが取れない」「朝目覚めがすっきりしない」「元気が出ない」などの症状を経験します。こんな時に目にするのが、テレビ画面で元気そうなお年寄りが、「〇〇ドリンク1本、今日も元気」と、にこやかに語りかけるコマーシャルです。それに、「〇〇ドリンクにはいかにも体に良さそうなアミノ酸やビタミンが豊富に含まれている」と宣伝しています。そこで、つい宣伝に乗せられて購入するはめになり、送られてきたサンプルを飲むと、なんだか疲れが取れて、元気になったような気分にさせられます。

栄養ドリンクとエナジードリンクの効果は？

さて、ドリンク剤とはどんなものでしょう？　普段目にするドリンクには、「栄養ドリンク」と、最近若者たちに人気の「エナジードリンク」があり、それぞれ分類が異なっています。

まず「栄養ドリンク」は含まれている物質の成分と含有量によって、医薬品、医薬部外品、清涼飲料水があります。一方、「エナジードリンク」は「清涼飲料水」に分類され、「炭酸飲料」として販売されています。「栄養ドリンク」は名前が示す通り、その昔、栄養(特にビタミン類)が不足していた時代に生まれた製品です。ビタミンB1が欠乏すると「脚気《かっけ》」という病気になり、元気が出なくなり、疲れやすくなるため、他の栄養分を含めビタミン類を補給する治療目的で使用されていました。

現在、一般用医薬品ドリンク、医薬部外品ドリンクは、商品によって異なりますが、共通している成分として、ビタミン類、カフェイン、糖、微量のアルコールが含まれています。一般用医薬品や、医薬品以外のドリンク剤には医薬品の原材料となる生薬やタウリンなど、商品によっては高価な物質が含まれています。

一方「エナジードリンク」には、主にカフェイン、タウリン、グルクロノラクトン、ガナラ、ビタミン類が添加されています。単に嗜好品飲料としてではなく、活力増強、パフォーマンス強化目的、体重減少など様々な目的で利用されています。しかし、**エナジードリンクは食品**であり、医薬品のような効果は期待できません。その点で、ビタミン類を添加、滋養強壮、肉体疲労効果を謳った栄養ドリンクとは異なります。

では、ドリンク剤を飲むと元気になったような気分になるのはなぜでしょう。ドリンク剤には前に述べたように、どの商品にも「**カフェイン50㎎程度**」「**糖20g程度**」が含まれています。疲れや眠気が取れたりするのはこのカフェインと糖分のせいなのです。カフェインは中枢神経を刺激する興奮作用があり、一時的に集中力を高め、眠気を抑制する作用があります。特に目覚まし効果を謳った商品にはカフェイン１００㎎以上入ったものもあります。

一方、糖分20ｇ程度のドリンクを飲むと、血液中の糖分が上がり、一時的に元気になったように感じられるのです。20ｇ程度の糖は３ｇのシュガースティック７本分位に相当しますから、かなり血糖値は上がります。ところが、急に血糖値が上がると膵臓からインスリンが大量に分泌され、しばらくすると逆に疲れを感じたり、気分が落ち着かなくなったりします。このように**「ドリンク剤効果」は、カフェインと糖分、微量のアルコールによるところが多い**のです。中に含まれているタウリン１０００㎎などやアミノ酸、ビタミン類の成分がすぐに元気のもと、疲労回復につながるものではありません。

飲み過ぎによる健康被害

ドリンク剤を多量に摂取すると主な含有成分であるカフェインによる健康被害が起こります。主な症状は、めまい、興奮、イラつき、不安、震え、不眠、下痢、嘔吐などの中枢神経刺激症状です。

国立研究開発法人医薬基盤・健康・栄養研究所の『「健康食品」の安全性・有効性情報（Ver.20190402）』によると、エナジードリンクが関連する国内外46件について有害事象の特徴を調べて、カフェイン過剰摂取による「心臓障害」「代謝障害」例を報告しています。

ドリンク剤利用時の注意

（1）常用を避ける…カフェインには依存性があり、過剰摂取によるカフェイン中毒の危険があります。1日1回、1本程度。決められた用法・用量を守って飲みましょう。

（2）飲み合わせに注意…カフェインには他の薬物との相互作用が知られています。特に気管支喘息薬、風邪薬、抗うつ薬、睡眠薬、糖尿病治療薬を服用する時には注意が必要です。

（3）単に疲れを取るために利用しない…疲れは他の病気の兆候かもしれません。体調がすぐれないからといってドリンク剤に頼るのは避けましょう。隠されている病気の発見が遅れて取り返しがつかないことにもなりかねません。

第四章

高齢者のあなたにその検査、本当に必要なのか？

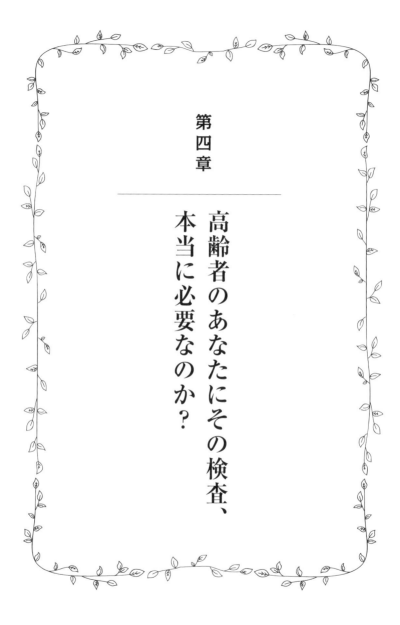

1 がん早期発見神話──「人間ドック」

高齢者にとって「人間ドック」「検診」の意義─受けるべきか？─

筆者は後期高齢者で、しかも「終末高齢者（？・）」の域に達していますが、まだ現役で高齢者の皆さん方のお世話をしています。そのような事情から労働衛生法で定められた一般健康診断（定期健康診断）を年に1回受けることが義務付けられています。例年5月になると事業主（病院健診部）より、健診を受けるよう通知があり、日程が決められ健診を受けることになります。検査内容は身体測定、血液検査、尿検査、胸部レントゲン検査など基本的な項目が中心です。受診の結果はそれぞれの検査項目について「問題なし：A」「要再検査：B」などの評価が記された書類が届きます。令和5年度筆者の検査結果、「脂質代謝異常あり、受診の必要あり」「糖尿病の疑いあり、再検査の必要あり」「メタボリックシンドローム」と記載され、それぞれご丁寧に「代謝内科」、あるいは「糖尿病専門医」受診のための「診療情報提供書」が同封されていました。さて、ここからが問題です。もしあなたが、このような健診結果を通知されたら何となく不安になり、早速しかるべき専門医を受診することになるでしょう。受診の結果、多少の検査値の異常であり問題ないと判断されれば一安心です。

しかし、「コレステロール」の値が検査標準値の上限値よりかなり高い場合、さらに空腹時血糖値が高いとなれば、食事療法指導を受け、抗コレステロール薬が処方され、糖代謝試験で糖尿病と診断されれば、糖尿病治療薬を服用することになります。もし、あなたが40、50歳代の特に体調不良など健康面に不安を感じていなかったのであれば、将来の動脈硬化症や糖尿病性腎臓病の予防になるので、食生活を改善し、きちんと服薬して、定期的に受診しなければならないでしょう。確かに、このような観点に立てば、いわゆる生活習慣病の予防・早期発見につながり、健診や検診（特定の病気を発見する目的で行う検査）の有効性があると思われます。

では、あなたが70歳代の高齢者の場合はどうでしょう？　多少腹囲が大きく85センチ以上で太り気味、血糖値もそれほど高くないし、コレステロールも上限値をやや上回る程度であれば、むしろ健康に長生きできるのです。というわけで筆者の場合も「血糖値115」、コレステロールは上限値を上回る程度であり、あえて好きな肉類、スイーツ類を控えることはせず、少し運動をすることにしました。

定期的な「健診」や「検診」を受けていたあなたが高齢に達した時、若い時と同じように「検診」や「人間ドック」を受けるメリットがあるのでしょうか？　ここで、高齢者の「人間ドック」の有効性について考えてみましょう。

人間ドックとは

「人間ドック」という言葉自体広く国民に知られていて、「健康状態をできるだけ正しく把握することを前提として身体の状態を多角的診察、検査して見つかった異常所見に対して適切な医療機関で精密検査を行うなどの仕組みを通じて、健康な生活維持と病気発症の予防を目的」として行われる検査です。この検査は健康保険法には基づかない自由診療の総合的な健康診断です。予防医学上、健康診断としての有効性あるいは有用性が論じられてきました。従来、人間ドックの受診者は40～74歳の範囲で、検査の有効性が、短期的臨床転帰、長期的臨床転帰、経済的観点、などから様々な研究報告があり、それぞれの項目に主観的満足度、臨床転帰、主観的健康観が良好とするなどの有用性が認められるものの、**人間ドック受診により死亡率が低下したとの報告は残念ながらありません**（和田：人間ドック 33:675～682：2019）。

高齢者の「人間ドック」の有用性は？ ― 利益と不利益 ―

高齢者であるあなたに「人間ドック」受診の有用性はどれほどあるのでしょう。現在のところ、75歳以上の後期高齢者を対象とした研究報告は見当たりません。そこで、本項目では後期高齢者の人間ドック受診の有用性について、高齢者医療の立場に立って現実の問題やその有用性と弊害、不利益について考えてみます。

◆ある症例：ここに、自覚的には健康な75歳の男性患者さんの例を示しましょう。65歳で定年退職するまでは会社の定期健康診断を受けていて、特に問題点は見つかっていませんでした。退職後は、元の会社の関連会社の顧問に従事していましたが、正規職員ではないため、定期健康診断を受けることができなくなり、老後の健康維持のために定期的に人間ドックを受診することになりました。退職後10年はゴルフ、テニスなどを楽しみ、自覚的健康観は在職時代に比べてどちらかといえば良好でありました。人間ドック検査項目でも特に異常所見は認められていませんでした。

ところが、75歳時に受けた人間ドックで、血液検査、胸部レントゲン検査、胃内視鏡検査で異常所見が見つかったのです。まず、コレステロール値が基準値より高い、前立腺がんの時上昇するとされるPSA値が高い、胸部レントゲン検査で右肺尖部に異常所見との結果が知らされ、それぞれの項目について専門医での検査を勧められました。そこで、彼は急に心配になり、筆者の外来を受診することになったのです。受診時それまでほとんど病気らしい体調の変化はなく過ごしていたため、特にかかりつけ医はなく、筆者の高齢者専門の一般外来が初診だったのです。診察室に入ってきた姿を見ると、血色もよくやや太り気味で健康そうな様子ですが、目線はなんとなく不安げに動き、人間ドックの検査結果が入った封筒を少し震える手で差し出しました。それから、不安げな声で「先生、検査結果はどうでしょうか？」

と尋ねてきました。

「今までほとんど病気したことはなく人間ドックを受けてきたのですが、今年に限り異常値があるとの結果をもらい、不安になってきました。ＰＳＡが高い、レントゲン検査で異常所見と言われるとがんではないかと不安になって、夜も眠れなくなりました。先生、どうでしょう。前立腺がん、それが肺に転移しているのですか？　ネットで調べると、前立腺がんは骨に転移する、肝臓や肺に転移するとあり、そういえば、最近腰も痛くなり疲れやすくなっているし、きっとどこかにがんがあるのではないかと不安になっています」と、やや沈んだ声で訴えました。

「確かに、不安になるお気持ちは分かります。まず、それぞれの検査結果について詳しく調べてみましょう。ここにある人間ドックの結果の血液検査項目を見ると、確かにコレステロール値が基準より高く出ていますね。でも、それほど高いわけでもありません。それに、腎臓の機能、肝臓の機能を示す検査値も正常範囲に収まっています。これだけの値を見るとご高齢にしては健康体じゃないでしょうか？　ところでご心配なＰＳＡの値ですが、少し多めに出ていますが、これは必ずしも前立腺がん発症の指標になるほどの値ではありません。従来、ＰＳＡは健康者の前立腺がん早期発見のために検査されてきましたが、現在ではＰＳＡ値だけでは誤診断、過剰診断、過剰な検査（前立腺生検）につながり、むしろデメリットが多いとの理由で、前立腺がん早期発見のツールとして用いられてはいません。もし、おしっこの出が悪くなった、排尿時の尿線が細くなっていつまでも排尿が終わらないなどの症状が出てきた場合には精密検査が必要でしょう。どうでしょう？」

「そうですか。今のところ排尿には問題ありません。幸い夜間に起きて排尿することもありません。では先生、胸のレントゲン検査の結果はどうなんですか？　肺がんの疑いがあるのですか？　心配です」

「確かに、ここに記載されているだけでははっきりとした診断はつきません。念のため胸部レントゲン検査とCT検査をしてみましょう。でも、一般に胸部レントゲン検査だけでは早期がんは見つかりません。偽陽性が多く、『要精密検査でCT検査』では放射線被ばく量が多くなり、デメリットの方が多くなります。それでも、確定診断のためにCT検査まで必要かどうか、胸のレントゲン検査で判定してみましょう」

「よろしくお願いします」と、やや安心した表情でレントゲン検査室に向かいました。

しばらくして、レントゲン検査室より外来のコンピューター画面にデジタルデータが送られてきました。よく観察すると「人間ドック」で見つかった「右肺尖部異常所見」は認められず、わずかに気管支陰影の増強が認められたに過ぎなかったのです。コンピューター画面を示しながら、

「さて、ご安心ください。胸のレントゲン検査では特に異常は認められませんでしたよ。昔からかなりタバコを吸っておられたのですかね?」

「はい、60歳まで吸っていました。今はきっぱり禁煙しています」

「そうですか。今のところ肺がんの心配はありません。ずいぶん取りこし苦労をされましたね。コレステロール値の方は心配いりません。日頃の食生活に気をつけられ、ゴルフやテニスを楽しんでください」

75歳の男性は晴れやかな表情で診察室を後にしたのです。

高齢者の「人間ドック」のデメリット

高齢者の場合、「人間ドック」を受ける場合のメリットとデメリットを比較検討してみましょう。もしあなたが、すでに何らかの体調の不具合や慢性の病気を持っていてしかるべき医療機関で定期的に受診し服薬しているのであれば、「人間ドック」受診の必要はありません。

問題は常日頃、特に体調に問題なく、自覚的健康観がある人の場合です。確かに異常所見が見つかれば、「将来起こるであろう病気に対して臨床的サービスを受けられる」「検診受診による安心感、満足感が得られる」「コレステロール値のコントロールによる心臓病の予防」「糖尿病の発症予防効果がある」かもしれません。しかし、仮にこれらのメリットが提唱されているにしても、40歳～50歳代であれば、「人間ドック」の有用性は否定できないかもしれません。

しかし、高齢者のあなたの場合、**異常値検出による過剰な医療サービスの強要、臨床上の検査費用の負担、異常値に対する不安増強、検査そのものの時間や、苦痛を伴う検査、出血や感染のリスク**などが出てきます。仮に検査をしても早期発見、早期治療が有効な病気は限られています。進行が遅く症状が出てからの治療でも間に合う場合もありますし、一方、進行が速すぎて治療が間に合わない場合もあるのです。つまり、検査結果が効率的に早期発見、早期治療に役立つわけではありません。「人間ドック」受診のメリットとデメリットを高齢者の場合で比較してみますと、結論は「病気がなさそうな、自覚的健康観がある高齢者には〝人間ドック〟の価値は低い」ということになります。

2　前立腺がん検診

前立腺がん指標 ― 前立腺特異抗原　PSAとは？ ―

前の項目で提示した患者さんの例にみられるように、前立腺特異抗原（ＰＳＡ）の値が基準値（4 ng）より高いと指摘された場合、多くの患者さんは前立腺がんではないかという不安に襲われます。ＰＳＡは前立腺の上皮細胞から分泌されるタンパク質で、多くは精液の中に分泌されますが、ごく微量が血中に取り込まれます。ＰＳＡ値が高くなる病気は、前立腺がん、前立腺炎、前立腺肥大症、また射精や長時間運転など前立腺への刺激などでも軽度上昇することがあります。なかでも最も重要なものが、すでによく知られている前立腺がんで、数値が高くなるほど、がん発見率は高くなります（図６）。

　したがって、これまで前立腺がん早期発見の手段として、ＰＳＡ検査が前立腺がん検診に採用されるようになりました。つまり、**早期発見、早期治療が前立腺がん死亡率の低下**につながると考えられていたのです。そこで、多くの国で前立腺がん検診の有効性（死亡率低下効果）について多くの研究が行われてきました。その結果、ヨーロッパ７カ国で行わ

図６　PSA 値と前立腺がん発症との関係図

日本泌尿器科学会ホームページ ※（財）前立腺研究財団編：
前立腺がん検診テキストより改変

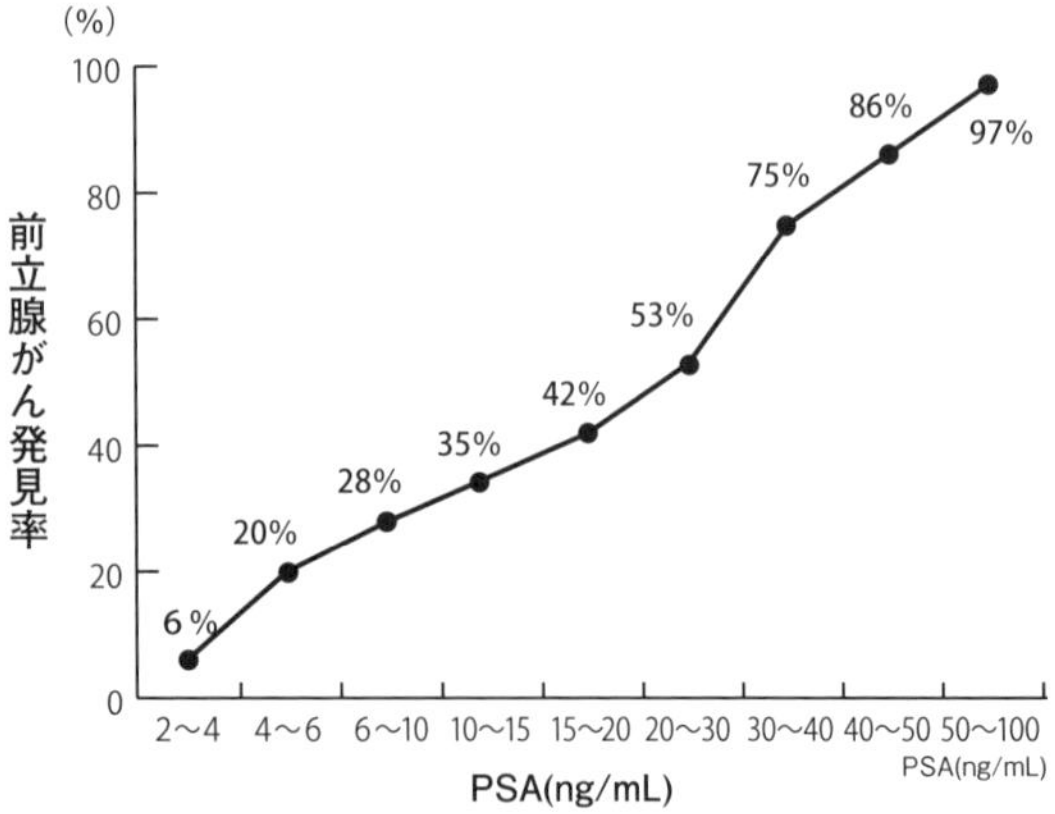

れた無作為比較対照試験でＰＳＡ検査を基準とした検診結果、前立腺がん死亡率の低下（28％）が示されました（55〜69歳：平均13年経過観察）。

一方、アメリカの「前立腺、肺、大腸、卵巣がんスクリーニング試験（ＰＬＣＯ）」では７万６０００件を検診群と対照群に無作為に分けて経過観察（13、15年）した結果、前立腺がん死亡率は両群間で差がないことが示され、一部の研究者や報道でＰＳＡ検診の有効性を否定する研究として取り上げられました。その後、２０１２年米国予防医学部会では「無症状のすべての健康男子に対するＰＳＡ検査は中止すべき」との勧告をしました。このような風潮を受け、わが国でも「前立腺がん検診は中止すべき」との見解が出されるようになりました。

これに対して、日本泌尿器科学会は２０１９年4月10日、声明文を発表して、「**死亡者数の増加傾向にある前立腺がんに対する対策として検診の維持・推進を提唱**」しています。声明文の中で、各国の質の高い無作為比較対照試験にて転移がん進展リスクの低下とがん死亡低下効果が証明されたとし、ＰＳＡ検査を用いた前立腺がん検診の利益と不利益を広く住民に啓発して適切ながん検診システムを提供するとしています。

近年、欧米や日本で社会的問題になっているＰＳＡ検査の有用性の問題については、検査そのものの不利益性について、「**ＰＳＡ検査そのものにあるのではなく、過剰診断、侵襲的根治治療を実施し過ぎた、つまり過剰手術にある**」**のであり、無治療経過観察するという治療選**

択肢があることが、患者のＱＯＬ（生活の質）に重要である、と述べています。

さて、これからが問題です。はたして高齢者のあなたが、前立腺がん検査を受ける必要性があるのでしょうか？　厚生労働省の統計によると、近年前立腺がんの死亡数は増加傾向にあり、女性の子宮がん死亡数の約2倍、乳がん死亡数とほぼ同じです。前立腺がん死亡は高齢者が多く、約70％は75歳以上です。増加傾向の原因は、高齢化（高齢者人口の増加）、ＰＳＡ検査の普及（早期がんの発見の増加）によるものと思われます。

日本泌尿器科学会の声明にあるように、積極的にＰＳＡ検査をし、値が多少でも高ければ、担当の泌尿器科医師は手術を勧めます。以前は開腹手術で、術後様々な後遺症が出現しましたが、最近は腹腔鏡手術、ロボット支援下手術（ダビンチ）が安全ということで主流となり、２０１２年よりダビンチ手術が保険診療の適応になると、安全性の面から一気に手術件数が増えました。この手術は診療報酬が高額で、医療サイドにとっては高額な医療機器の減価償却にもなるメリットがあるので、手術を勧める場合も少なくありません。仮にＰＳＡ検査値が高くても、先にも説明したように前立腺がんは進行が遅く、高齢者の場合、自分の年齢、平均余命、体力、がんの進行度で選択するのが賢明であり、**「早期前立腺がんの早期手術は避けるべき」**と考えます。このような観点から**高齢者の場合、無症状であれば、「積極的に前立腺がん検査を受ける必要はない」**という結論になります。

ちなみに、85歳になる筆者は前立腺がん検査を受けたことはありませんし、余命を考慮に入れると今後検査を受ける必要性はないと思っています。

3 肺がん検診

わが国でのがんによる死亡率の第1位は肺がんです。年間の肺がん死亡者数は約8万人を超えており、高齢化に伴い今後ますます肺がん死亡数は増加すると思われます。したがって、肺がん死亡者数を減少させることが公衆衛生、医療における重要な課題と認識され、早期に発見し、治療を行うことにより肺がん死亡率を低下させる対策が期待されてきました。

日本での肺がん検診には「対策型検診」と「任意型検診」があり、対策型検診として、1987年老人保健法により実施されることになり、40歳以上の男女に対する胸部レントゲン検査と高危険群に対して喀痰《かくたん》細胞検査が推奨されてきました。この検査方法はわが国における大規模な症例対照試験により肺がん死亡率低下効果を示唆するとはいえ、その有効性については限定的であるとされています。肺がん死亡数減少のためには有効な治療法の開発、がん発生の予防とともに早期発見が極めて重要であることは当然のことと思われます。しかし、現行の肺がん検診については問題があり、はたして高齢者が肺がん検診を受けるメリットがあるかを検証してみましょう。

胸部レントゲン検査

肺がん検診は、**胸部レントゲン検査**という検査手技の限界、つまり3次元のものを2次元の平面に描出するため、胸部内の器官、心臓、大気管支、食道の陰に隠れた病変を検出することが困難という限界があります。さらに、肺がん検診を受けた群と受けなかった群間で、ある一定の期間研究あるいは調査を行い、その結果を両群でのがん死亡率の差異について比較検討しなければなりません。例えば、検診群の介入時期が早い時期(観察開始時点が若い時期)であれば見かけ上生存期間は長くなります。また、ゆっくり増殖する腫瘍では検診で見つかりやすく、早期発見が治療に結び付くことになり、死亡率低下の効果が期待されますが、増殖速度が速い予後不良なタイプの肺がんは検診で見つかりにくく、死亡率低下効果は期待できません。このような観点を考慮に入れた上で、肺がん検診の有効性について評価しなければなりません。

肺がん検診の評価

実際の国内外の研究結果の評価については、それぞれの研究規模、期間、検診制度により異なり、結果として、肺がん検診の有効性を認める研究では有効性が疑わしいという報告があります。例えば、わが国では結核予防法で胸部レントゲン検査が義務化されている背景に胸部レントゲン検査と喀痰細胞検査との組み合わせで肺がん検査が古くから実施されており、有効性について症例対照試験で統計的有意差をもって死亡減少効果が示されています。しかし、その効果は約1年程度であり、検診発見の肺がんの5年生存率が他のがんに比べても20~50%と低いことが検診の有効性について問題点として指摘されています。

一方、アメリカでは複数の症例対照試験、ランダム試験が行われており、その多くは有効性について否定的な結果でした。

内外の肺がん検診の有効性について明確な答えが得られていない事情を考慮に入れた場合、はたして高齢者に肺がん検診を受けるメリットがあるのでしょうか? 現在まで高齢者での肺がん検診と死亡率との関連についての研究、調査は行われていません。実際のところ、肺がん検診有効性研究の対象年齢は多くの場合、40歳から74歳までであり、75歳以上の高齢者は対象となっていません。このこと自体、高齢者の肺がん検診の有効性に疑問があることを示しているといっても間違いないでしょう。

仮に肺がん検診で「要精密検査」との結果から「肺がん」と診断されると、医療サイドから手術、あるいは積極的な治療が勧められます。患者自身も不安であり、適切と勧められる医療を受けることを希望します。

高齢者に肺がん検診は必要か？

高齢者の場合、余命の見通しが短く、仮に治療が順調に進んだとしても獲得できる余命はわずかでしかありません。また高齢者は、手術時や術後の合併症が起こりやすく、余命が逆に短縮する危険さえあり、最終的には長期入院療養が必要となり、生活の質全般は低下することにもなりかねません。明確なデータの裏付けはありませんが、論理的には「**高齢者では検診による余命延長効果は乏しく、合併症による結果が重大であり、肺がん検診の効果は期待できない**」と評価せざるを得ません。ここで、参考までに肺がん検診の結果がデメリットとなった症例を示しましょう。

◆ある症例：退職後これまで健康で、第二の人生を楽しんできた75歳の男性の場合です。例年市町村が行うがん検診を受けていて、それまでほとんど問題なく経過していたのですが、75歳時の検診結果、「肺要精密検査」という通知を受け取りました。20歳代の学校検診で右肺尖部に小さな浸潤陰影が発見され「肺結核」との診断で、6カ月の治療で治癒と判断された過去があり、過去の瘢痕《はんこん》陰影による結果と軽く考えて検査を受けることになりました。

専門病院の呼吸器内科を受診し、胸部レントゲン検査の結果、右肺尖部に小さな異常陰影が認められ、胸部CT検査の結果「肺腫瘍、肺がんの疑い」と診断されました。この腫瘍が肺での原発性の腫瘍か、転移性の腫瘍かとの様々な検査が行われ、さらに気管支鏡による腫瘍部からの細胞生検で、がんの詳しい生物学的性質が明らかにされ、原発性の「肺がん」と診断されたのです。この間、検査での時間、検査費用は精神的、経済的負担となっていました。最終的には検査結果に基づき、医師から手術を勧められました。それまで健康には何の不安もなく、毎日の生活を送ってきた男性は検診を受けたばかりに、突然「青天の霹靂」、「肺がん患者」となってしまったのです。75歳男性の場合の平均余命は、約12年（2022年厚生労働省簡易生命表より）であり、あと数年は健康に過ごされるはずで、手術を受けることにより、また健康を取り戻すことができるだろうとの期待があったのです。

結局、手術を受けることになり、摘出された肺がんの組織検査の結果、比較的予後のよい「非小細胞性肺がん」と診断され、術後の経過は順調で2週間後には退院の運びになりました。術後肺がん再発予防、転移予防を兼ねて、従来から肺がん治療化学療法として使われている抗がん剤の投与が始まりました。抗がん剤投与から2週間はほとんど問題がなかったのですが、ある時いつもの階段を上る時に息切れがするようになり、肺の一部を切除されたせいだと思っていました。しかし、次第に安静時にも息苦しさを感じるようになり、定期受診時の胸部レントゲン検査の結果、「肺線維症（肺胞外に繊維細胞が広がり、換気をする肺胞が圧迫されて換気ができなくなる)」ではないかと診断され、おそらく抗がん剤による副作用ではないかとのことで、再入院となり抗がん剤投与は中止、肺線維症進行抑制のために、副腎ホルモン・パルス療法が始まりました。

2日目の晩、定期の検温時に発熱と同時に血圧が異常に高くなり、副腎ホルモンのステロイド療法の副作用ではないかと疑われ、血液検査の結果、白血球の増多、PCR(炎症値)の上昇が認められ、「急性胆のう炎」の発症と診断されました。急遽、ステロイド療法は中止、抗生剤点滴投与、補液、酸素吸入などを行ったものの、急性呼吸不全、感染症のため重症となり集中治療室(ICU)での治療となりました。幸い、胆嚢炎の炎症症状は治まり、一般病棟に転病棟となったのですが、呼吸不全は改善せず、常に酸素吸入を必要とする状態となり、退院。以後ほぼ寝たきりで在宅酸素療法継続となってしまいました。その後、自宅療養でQOL(生活の質)は次第に低下し、誤嚥性肺炎を併発して、術後2年を待たずして亡くなったのです。不幸な転帰をたどることになり、残念な結果となりました。もし、彼が「肺がん検診」を受けなかったら、75歳時の平均余命まで生きながらえて天命を全うしたかもしれません。

4 乳がん検診

近年、わが国の高齢者率はほぼ世界一になっており、がんによる死亡率も1位となっています。高齢者数の増加、ライフスタイルの欧米化に伴い、乳がんの罹患率も増加しています。乳がんは女性のがん発症率では第1位を占め、30代から増加し始めて40代後半から50代の人々に起きやすい特徴があります。相対的に見た場合、高齢者になるとかなり発症率は低くなります（図7）。これまで閉経前に罹患することが多かったですが、最近の傾向としては、むしろ閉経後に増えています。上皇后様は84歳時に比較的早期の乳がんと診断されています。高齢者乳がんの発症数は、検診機会が少ないので、見かけ上は少なくて見積

図7　乳がんと発症年齢との関係

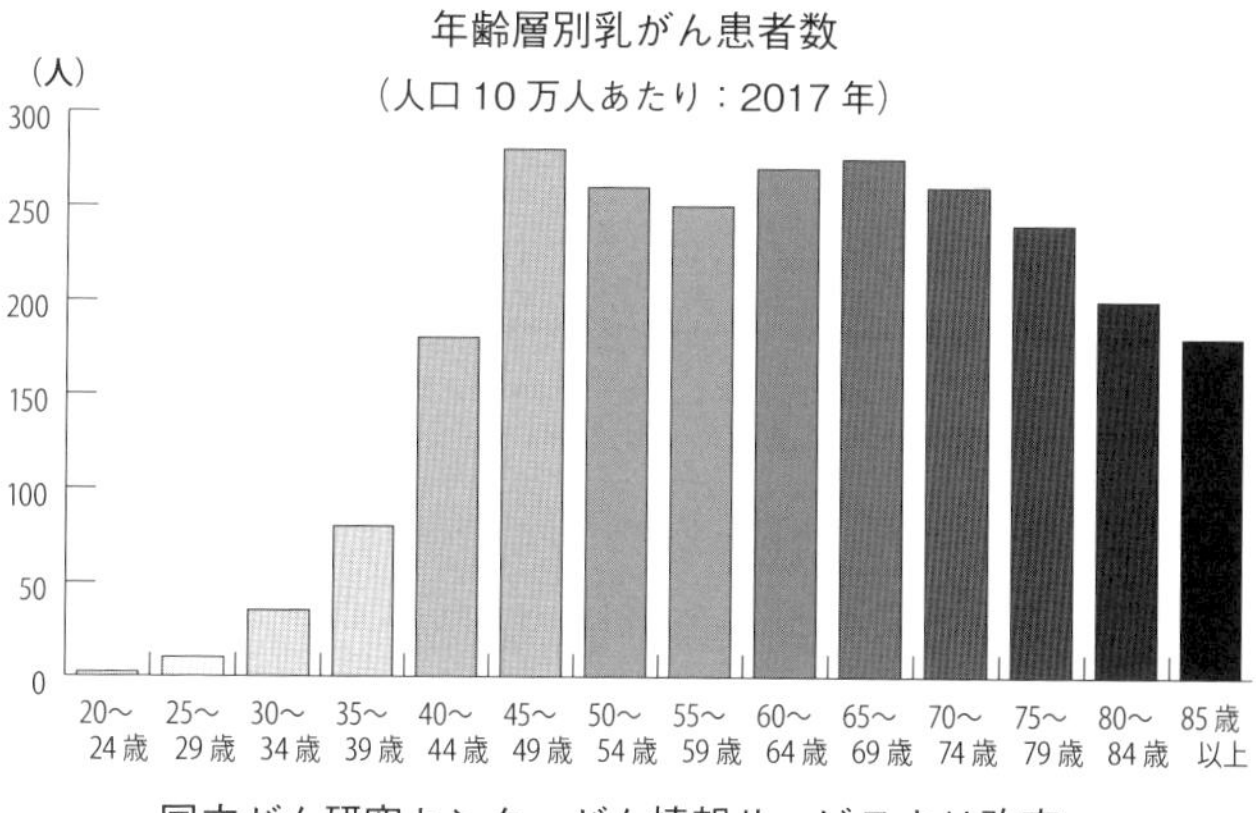

国立がん研究センターがん情報サービスより改変

もられているかもしれません。

乳がんとは

乳がんとは乳房に発生する悪性の腫瘍です。乳房は女性特有の器官で豊富な脂肪組織の中に乳汁を分泌する乳腺が含まれています。乳腺は乳汁を作る「小葉」という組織の中にあり、この組織の中で作られた乳汁は通り道である入管を通り乳頭から分泌されます。乳がんはこの小葉中の乳腺細胞ががん化して次第に大きくなり、乳管の中を伸展し、乳管の外に浸潤し腫瘤《しゅりゅう》を形成します。乳がんの９割を占めるのが乳管から発生する乳管がんで、小葉から発生する乳がんは小葉がんと呼ばれています。

どんな症状？

初期の段階では乳房内にしこりが生じるだけで自覚症状はありません。進行した段階になって初めて乳房内にしこり（腫瘤）として触れるようになり、自覚症状が出てくるようになり発見が遅れることがあります。さらに進行するとしこりが大きくなり皮膚に潰瘍を形成したり、血液性の乳汁の分泌、腋の下のリンパ節への転移が見られ、腋下の腫瘤に触れることがあります。乳がんのしこりは硬く、可動性が少ないことが特徴で、特に痛みはありません。

乳がん検診と発見率

すでに多くの女性の方々には周知のことですが、乳がん検診は、問診、触診、各種の画像検査が行われます。

一般検診で実施される「**マンモグラフィー**」は乳房のレントゲン検査で、手で触っただけでは診断できない小さなしこりや、しこりになる前の石灰化した微細ながんを発見することができます。さらに、「**超音波検査（エコー検査）**」があり、乳房に超音波を当てることにより乳がんの有無を調べ、しこりの大きさや広がり、腋窩《えきか》周囲のリンパ節への転移の有無を調べます。

では、一般的な乳がん検診でどのくらいの発見率があるのでしょう？

厚生労働省の「令和2年度地域保健・健康増進事業報告」によると、令和元年のデータでは、乳がん検診受験者数234万4748人、うち要精密検査は6・3％（14万7806人）で、要精密検査者の4・7％（6949人）から乳がんが発見されているようです。つまり、1万人あたりに直すと、乳がん検査受診者のうち、29・6人にがんが見つかっていることになります。年齢別のがん検診受診率を見ると、過去2年間の**乳がん検診受診率は40代がピーク、30代でも30・0％となっています。**

過去2年間でマンモグラフィーによる乳がん検診を受けた人の割合は、20代で4・0％、30代で13・5％、40代で47・0％、50代で46・5％、60代で41・5％でした。後期高齢者になると乳がん検診受診率はかなり低くなり、80代ではほとんど受診の機会はありません。

高齢者乳がん検診の必要性—早期発見のメリット—

国内の乳がん患者は従来、閉経前の40代後半が最も多かったのですが、10年ほど前から閉経後の60代後半にピークが移ってきており、高齢者の乳がんは増えているのです。少し古いデータですが、その年にがんと診断された人のデータを国がまとめた「全国がん登録」の速報では、2019年に約9万7000人が新たに診断され、年齢分布では65～69歳の約1万2000人が最多。75歳以上でも2万人を超えています（厚生労働省「全国がん登録」2019）。日本乳癌学会によると、1年間に診断される患者のうち、75歳以上の割合は、10年で11%から16%に増えたと報告されています。このような状況を考慮に入れると、早期発見のメリットを生かすためには**高齢者といえども積極的に乳がん検診を受けるべき**でしょう。

仮に、がんが発見されたとしても、高齢者でも体力が十分あり余命が十分期待できるなら、標準的な治療法は若い人とそれほど変わりません。

ただし、持病の有無、心臓や腎臓など重要臓器の機能低下の有無、栄養状態、認知症の心配、経済的、社会的問題など高齢者の場合には配慮しなければならない問題があります。さらにがんが完治したとしても余命が限られていることを考慮しながら治療プランを考えていく必要があることは言うまでもありません。

長年高齢者医療の現場で働いていると、偶然の機会で患者さんの乳がんを見つけることがあります。その一例を示します。

◆ある症例：85歳の女性で軽い脳梗塞後遺症でリハビリテーション目的で療養病棟に入院していました。軽い右片麻痺があり、発語に軽い障害が残っていましたが、リハビリテーションによりかなり改善していました。ある時、38度台の発熱と呼吸困難を発症、胸の聴診で右肺に雑音を聴取。血液検査の結果、炎症値は上昇、末梢酸素飽和度は低下しているので、肺炎の疑いがあり、胸部レントゲン検査を行いました。その結果、右肺野に浸潤陰影が認められ、細菌性の肺炎ではなく誤嚥性肺炎の疑いと診断し、さらに、病態を明らかにするため胸部CT検査を行ったのです。

胸部CT検査の結果、確かに右下肺野に明確な浸潤陰影を認め、誤嚥性肺炎発症と確定診断しました。その際、改めて肺野のCT像を検査している時に、ふと胸郭以外の乳房像の中にある小さな円型の白い影に気づきました。通常胸部CT検査の場合、皮下の乳房にまで精密に検査することはないのですが、このようなきっかけで異常所見を見つけることはかなり稀なことです。結局、新たに見つかった乳房内の異常所見について「乳がんの疑い」があることを家族に知らせ、今後の処置について相談することになりました。家族からの要請で、「その乳房内異常所見が乳がんかどうか、専門医による精密検査をした上で、今後の治療方針を決めてほしい」ということになり、誤嚥性肺炎治療後、総合病院の乳がん専門科を受診することになったのです。幸い、誤嚥性肺炎は抗生剤投与後1週間ほどして病状は改善し、乳がん専門科を受診することになりました。マンモグラフィー検査、超音波乳房検査、細胞生検病理検査が行われ、後日、「乳がん」と確定診断され、病理検査の結果「非浸潤型、乳腺内がん」と報告されました。専門医からの筆者あての診療情報には、

「今後の治療方針としては、高齢者であることを考慮しても、特に慢性疾患などの合併は認められないが、基本的には乳腺内にがん細胞浸潤の可能性は否定できないので、『乳房全摘出手術』を勧めます。なお、非浸潤型がん細胞とはいえ、多臓器に転移がないかどうか、精密検査、全身CT検査、乳房MRI検査、骨シンチグラフィ検査を行い、多臓器転移の有無を確定した上で、術後の治療方針を決めることを勧めます」

と、あったのです。乳がん専門医からの情報としては当然であり、一般医師としての立場に立てば筆者にとっても納得がいくものでした。

高齢者乳がん治療の考え方

乳がんの進行は乳がん細胞の遺伝子構成、抗がん薬に対する感受性、女性ホルモンに対する感受性などの因子によって、進行の程度や転移の確率が異なってきます。したがって、乳がんの進行は高齢者だからといって遅いというわけではなく、進行が早いがんもあり、注意が必要なのです。つまり、高齢者の乳がん治療の考え方の基本は、若い人と同じで、日本乳癌学会の指針では、高齢者であっても、**手術を最善の治療**として勧めています。高齢者の場合、一般に体への負担が少ない部分切除が中心で、薬物療法に比べて進行や転移が抑えられていることが実証されています。ただし、「**手術に耐えられる健康状態であれば**」という条件が付きます。高齢者だからといえども健康状態には個人差が多く、年齢だけでは判断できず、手術にあたっては、基礎体力、持病、認知症があるか、家族の支援があるか、本人の意思などの条件を考慮に入れなければなりません。

高齢者乳がん術後の見通し

ここで問題なのは高齢者医療の医師としては、「全乳房摘出術」に全面的には賛成できかねる点があったのです。たとえこの患者さんが軽い脳梗塞以外に、慢性の疾患（持病）がなく、リハビリテーションで日常生活ができるまでに回復していても、術後合併症によるＱＯＬ（生活の質）の低下、術後ストレスの免疫力低下による感染症発症の危険に陥ることはないのだろうか、という懸念は払拭できなかったからなのです。

そこで、患者さん本人とご家族とのカンファレンスで、今までの検査結果と乳がん専門医の意見を説明した上で、手術を受ける場合の今後の見通しについて、デメリットも含めて説明をし、患者さん自身の治療法の選択に委ねたのです。結局、患者さんは乳がん専門医の勧めにしたがって「乳房全摘手術」を選びました。誤嚥性肺炎もすっかりよくなり、ほぼ日常生活に問題なくリハビリテーションを続けて、やや不安定ながら杖歩行もできるようになりました。手術に耐えるまで体力は十分回復していました。

【2つのシナリオ】

患者さんの意向を踏まえて、改めて転移が無いかどうかの精密検査を受けた結果、幸いいずれの臓器にもがん転移は認められず、手術に臨みました。

さて、ここから「医療の不確定」の話になります。

◆シナリオ1：患者さんの手術は無事終了し、術後3日目にはベッドから起き上がれるようになり、麻痺側の右脚にも力が入り、杖歩行ができるまで回復しました。血液検査の結果にも問題なく、10日目に無事専門病院を退院し、元の療養病棟に帰ってきました。乳がん専門医から「精密検査の結果、転移もなく、病巣は完全に摘出できたので、特に化学療法の必要はなく、治療終了とする」旨の報告があり、患者さんは元のリハビリテーション療法に復帰しました。言語リハビリテーション、歩行訓練、作業訓練に積極的に取り組み、会話もスムーズになり杖歩行も安定してきたので、術後3カ月で無事退院となりました。月1度の外来診察日にはいつも元気な姿を見せていました。85歳時に患った脳梗塞の後遺症、乳がんをも乗り越え、その後95歳まで健康に恵まれ、静かな最期を迎え天寿を全うすることができたのです。

ここからは、別のストーリーが展開します。

◆シナリオ2：手術は無事終了し、脊髄硬膜下に挿入されたカテーテルから痛み止め麻酔薬が注入されているので術後の胸の痛みは感じなかったのですが、その夜急に吐き気を催したのです。健常な左腕に点滴がつながれていて、自由に動かせず、麻痺の右手でナースコールを引き寄せて押すこともできず、術後付き添ってくれた長女にうめき声で知らせ、なんとかナースコールを押してもらいました。駆けつけた看護師から、「麻酔からさめた時に起こる吐き気かもしれません」と言われて、吐き気止めの注射を打ってもらいました。翌朝早くから、検温、血圧測定、傷口観察、出血量、導尿カテーテルからの尿量側定、補液と抗生剤の点滴開始という術後2日目の処置が始まりました。術後3日目には食事も始まり、午前中にはリハビリテーションの理学療法士から関節ストレッチ、ベッド座位からの立ち上がり訓練が行われました。久し振りにベッドから起き上がったせいか疲れた感じがしていました。その夜のことです。息苦しさを感じると同時に寒気がしたのです。ナースコールを押して看護師を呼び、息苦しさを訴えました。すぐに酸素飽和度を計り、検温、聴診をすると、発熱、酸素飽和度低下、肺雑音の異常所見が見つかり、肺炎の疑いがあることが医師に報告されました。翌日検査の結果、脳梗塞後に患った誤嚥性肺炎と同じ肺野に浸潤陰影が見つかり、誤嚥性肺炎発症と診断され、酸素吸入、抗生剤の点滴などの処置が始まりました。発熱と息苦しさで2日間は食事もとれずにいましたが、次第に熱も下がり、息苦しさも随分なくなってきました。発病7日目には抗生剤の点滴は取れて、血液検査の値も回復傾向になりました。術後14日目には退院となったのですが、すっかり体力的に衰えて、それまで回復していた杖歩行もできず、車椅子での移動となり、再び回復期病棟で入院生活を送ることになったのです。リハビリテーションでも以前のようには歩行の改善は見られず、結局車椅子頼りの生活となり、自宅退院し、自宅療養となりました。2年後には残念ながら、誤嚥性肺炎再発、呼吸不全となり、亡くなりました。

高齢者乳がん検診における基本的考え方

乳がんに限らず「がん」と診断されればすぐに積極的な治療を考えます。また、医療者側も

「○○がん治療指針」に従って積極的な治療手段である「摘出手術」「抗がん剤投与」「放射線療法」を勧め、患者もそれに従いがちです。では、高齢者の場合、そのような選択肢だけが正しいのでしょうか？　高齢者は余命の見通しが短く、たとえ手術が成功したとしても、獲得できる余命はわずかでしょう。手術、抗がん剤治療の合併症が若い患者さんより危険度が高く、かえって合併症による体力消耗、免疫力の低下など余命の短縮につながりかねません。ここに事例を示したように、最終的に乳がんに限らず高齢者における手術後の経過には不確定要素があることを理解してください。

もし、あなたが健康でまだ十分余生を楽しむだけの余命があるのであれば、定期的に乳がん検診を受けることを勧めます。特に持病もなく健康な日常生活を送れるほど身体的にも元気であれば、定期的な検査で早期に乳がんを発見し、適切な治療を受け、余生を楽しむチャンスが増えるからです。

5 胃がん検診

日本人男性の罹患者数3位である胃がん。その発見率が高いとされるのが、上部消化管内視鏡検査（胃カメラ）です。診断精度が高く、直接胃の組織を採取して病理検査を行えるメリットもあり、がんが検診の中でも有用性、信頼性が高い検診とされています。ただし、胃がんが心配だからといって、誰もが毎年のように受ける必要はなく、多くの場合、胃がんの原因となるのは「ピロリ菌」による慢性炎症です。

一方、50歳以降は胃がんリスクが高くなりますが、ピロリ菌が始めから陰性で胃炎もなければ、5年に1度程度まで間隔を延ばしても構わないでしょう。ただし年齢を重ねると「受けることによるデメリット」が大きくなってきます。高齢になると体力が落ちてしまうため、検査の際に胃や食道を傷めてしまうリスクが高くなったり、検査前に絶食する際に脱水状態を起こしやすくなります。80歳を過ぎるとそうしたリスクが、胃がんを見つけるメリットを上回ってしまうこともあります。ここでは、胃がんと胃がん検診について基本的なことから話を進めましょう。

胃がんとは?

胃がんは胃壁の内側にある粘膜に発生します。徐々に粘膜層の内側にある粘膜下層、さらに平滑筋からなる筋膜層へ進展し、ついには胃の外側の漿膜《しょうまく》へと広がっていきます。がん細胞の広がりが、粘膜、粘膜下層で留まっているものを「早期胃がん」、筋層より深く進展したものを「進行がん」といいます。

胃がんは大腸がん、肺がんに続いて多く罹るがんで、男性での死亡数は肺がん、大腸がんに続き3位。年間3万人近く（2万7196人、2021年、厚生労働省統計）が罹り、女性では男性に比べて死亡数は約半数で1万4千人程度となっています。

胃がんはかつて死亡率の高いがんでしたが、胃がん発生の原因となる「ピロリ菌」の発見、治療法の改善、胃がん検診による早期発見などにより、罹患率は減少しています。

しかし、人口の高齢化に伴い高齢者胃がんの発見率は増加しています。高齢者では早期がんの占める割合は少なく、進行がんの占める割合が高い傾向にあります。これは、高齢者の場合症状が少なく、その程度も比較的軽く、検診を受ける機会が少ないことによると思われます。

胃がんの原因

胃がんの原因は、ヘリコバクター・ピロリ菌の感染、塩分の多い食事、喫煙、多量の飲酒といわれています。

ヘリコバクター・ピロリ菌とは、汚染した水や食物から感染し、胃に生息することができる細菌です。一般に胃内には胃酸があり、細菌が侵入すると殺菌されますが、ピロリ菌は胃の粘膜にある尿素を分解してアンモニアを生成し、胃酸を中和して自分の体を守り、胃の粘膜にすみついて炎症を起こす病原性を持った細菌です。この細菌に感染すると除菌しない限り粘膜にすみ続けます。慢性的な炎症が続くと、そこに刺激性の強いアルコール、塩分の多い食事、ストレスによる環境因子が重なり、胃潰瘍や胃粘膜細胞の遺伝子変化によるがん化が起こるリスクが高くなるとされています。胃がんになった人の99％はピロリ菌に感染しており、胃がん発生と関連性が高いリスクファクターなのです。

一方、ピロリ菌に感染していなくても胃がんを発症することがあります。これは胃がんに限らず全てのがんに共通で、年齢、喫煙、家族歴なども胃がん発生のリスクファクターとなるためです。したがって、胃がんの早期発見のためには、ピロリ菌除菌と胃がん検診を受けることが推奨されているのです。

胃がん検診の実際

厚生労働省が国の指針として２０１６年4月より、自治体に胃がん検診として胃カメラ検査（胃内視鏡検査）とバリウム検査（胃部透視検査）を推奨しています。この２つの検診は、胃がんの死亡率を減少させる効果が科学的に証明されているからです。バリウム検査の対象年齢は50歳以上で、受診頻度は2年に1回となっています。一方、胃カメラ検査の有効性が明らかになって以来、２０１８年以降自治体によっては検診の対象として胃カメラ検診が選択できるようになっています。ただし、対象年齢は40歳以上、受診頻度は年1回と制限されている場合があります。

検査の概要―メリット、デメリット―

◆胃部透視検査（バリウム検査）：バリウム造影剤を飲んで胃内に付着させると、正常であれば粘膜の襞《しわ》にそって整った像が見えるのですが、胃潰瘍やがんがあると粘膜の凹凸や、襞の像の不整、輪郭の異常が認められます。この検査のメリットは、胃全体の粘膜の状態を観察することができる、診断の精度が高い、胃カメラ検査に比べて安価であり、検査時間が10分程度と短い点が挙げられます。一方、デメリットは、検査時発泡剤やバリウムを飲む負担がある、胃カメラ検査に比べて小さな病変を発見しにくい、異常が発見された場合に胃カメラ検査の必要があることが挙げられます。

◆胃内視鏡検査（胃カメラ検査）：先端の小型カメラがついた細い管を口や鼻から挿入して、食道、胃、十二指腸の粘膜を医師が直接観察して行う検査です。１㎝以下の小さな病変も見つけることができる精度の高い検査法です。異常が見つかった場合、その場で組織を採取して細胞診断することができます。検査の負担を軽くする目的で鎮静剤を投与し、眠っている間に検査が終了します。

一方、デメリットは、費用がバリウム検査に比べて高価であること、検査器具を挿入することによる粘膜の損傷、せん孔による出血リスクがあること、薬剤によるアレルギー反応が起こることがあります。しかし、これらのリスクは十分な注意の元に行われれば、リスクは回避されます。胃カメラ検査は食道の観察にも優れており、早期食道がんの85％は胃カメラ検査によるとされています。

高齢者での胃がん検診の意義 ― 検診を受けるべきか？ ―

高齢者での胃がん検診の意義については議論のあるところです。一般に胃がん罹患率は60代後半から80代前半でピークとなっています。しかし、高齢者の場合症状は軽く、定期的に検診を受ける機会が少なく、早期胃がん発見率は低い傾向になっています。

一般に検診での内視鏡検査による胃がん発見率は、地域や年度によって異なり、２００３年から２０１３年の新潟県での検診では０・75％から１・05％と報告されています（新潟県医師会）。高齢者検診あるいは人間ドックでの胃がん発見率は50～60代が一番多く、75歳以上になると統計上胃がん発見率は極めて低くなっています。さらに、高齢者での胃がんでは早期がんよりも進行がんの割合が高くなっています。たとえ発見されたがんが手術可能な早期がんとしても、高齢者の場合、５年以内の死亡率は30％と高率となっています。

高齢者で胃がんが発見された場合の外科手術には高齢者ならではの問題を抱えています。特に、高齢者では基礎疾患の合併症が高率であること、手術において高いリスクとなる合併症（心不全、腎不全、呼吸疾患など）が少なくないことが挙げられます。さらに、高齢者は肉体的、精神的なハンディキャップを潜在的に有しており、許容力が少ないことが知られています。手術そのものによる縫合不全、出血、腎不全や心不全の急性増悪などの合併症を併発しやすいという危険があります。術後の長期にわたるケアが必要となった場合、身体的な虚弱状況を招き、ＱＯＬ（生活の質）の低下につながりかねません。さらに、術後抗がん剤投与による副作用のため体力低下は免れませんし、かえって余命を短くする結果を招かないとも限りません。

このような条件を考慮すると、仮に定期的な胃がん検診を受け、早期胃がんが発見されたとしても、どれだけのメリットがあるのでしょうか？　特に**自覚症状のない場合には定期的に胃がん検診を受けるメリットは少ない**といえます。判断は高齢者、あなた自身にゆだねます。ケースバイケースの適切な対応が必要であります。

6　大腸がん検診

大腸がんは食生活が欧米化するにつれ増加傾向にあり、２０１９年は罹患数が各種がんの中で第1位を占めています。年齢別にみると大腸がんに罹る人の割合は40代ごろから増え続け、60~70代でピークに達します。最近の統計では男性の罹患率が女性より多く、11人に１人、女性では13人に１人が大腸がんと診断されています。ここでは大腸がんと検診の意義、高齢者での検診を受けることのメリットとデメリットについて解説します。

大腸がんとは？

大腸は他の消化器官と同じように、内側は粘膜で覆われ、その外側は4層（粘膜筋板、粘

図8　大腸がん発症部位

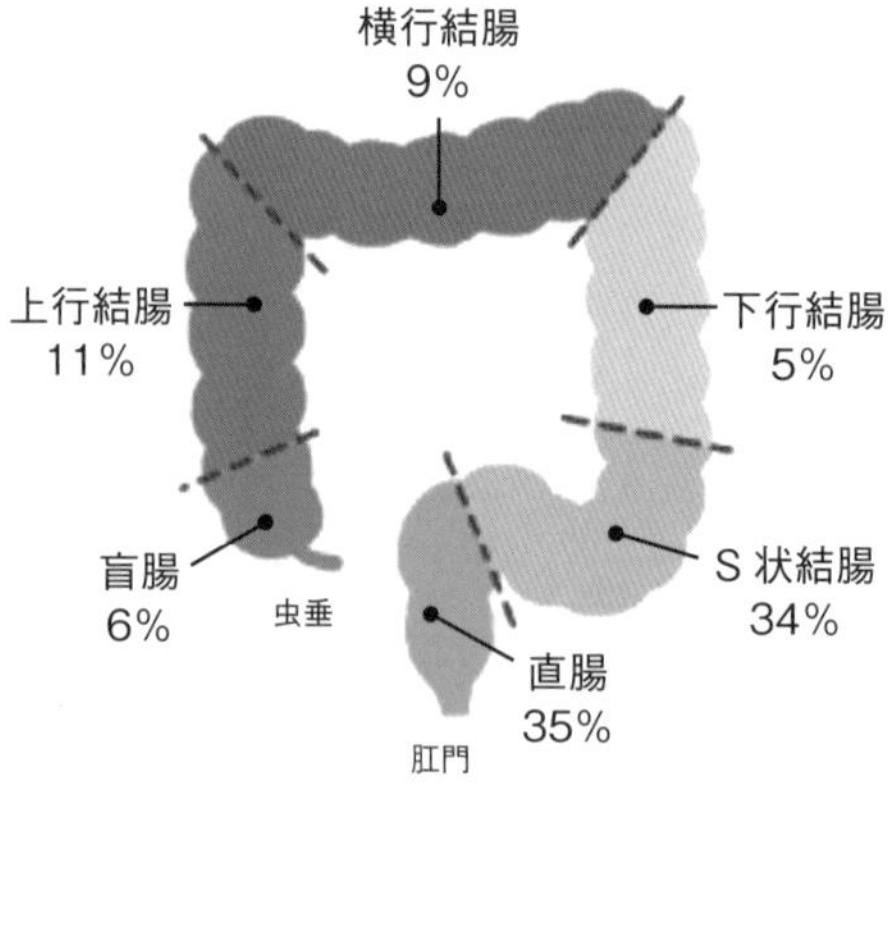

膜下層、固有筋層、漿膜《しょうまく》）から構成されています。腸管粘膜の表面から発生したがん細胞が腸壁のどの層まで浸潤しているかによって、がんの進行度が分けられています。大腸は診断と治療を行う上で、大腸部位を6つの区分（図8）、大腸壁を4つの区分に分けています。

大腸がんができやすい部位は直腸とS状結腸で、全体の70％を占め、直腸でのがんが全体の50％、2番目に多いのが便が長い間留まっているS状結腸です。

◆**結腸がん**：盲腸と上行《じょうこう》結腸のがんは、腸の内径が太く便通の異常が起こりにくいこと、この場所の便は液状であること、出血しても排便までに時間がかかるため、発見しにくい傾向があります。発見される頃にはがんが大きくなり、腹部のしこり（腹部腫瘤《ふくぶしゅりゅう》）や出血による貧血が起こり、全身倦怠感が出始めて気づくこともあります。このような状態の時は、がんで内腔が狭くなっており、腹部膨満感や無理に内容物を出そうとした結果、腹痛などの症状が現れます。

下行《かこう》結腸やS状結腸では、がんにより内腔が狭くなると、便が通過しにくくなり便秘と間歇《かんけつ》的な下痢などの便通異常がみられます。腹痛や腸閉塞《ちょうへいそく》（便とガスが出ない）のような症状になることもあります。肛門に近い部位なので血便で発見しやすくなります。

◆**直腸がん**：直腸がんの出血は便に血液が付着して発見されることが多く、比較的鮮血に近い状態です。がんで直腸内が狭くなると、便が細くなったり、排便した後も残便感が残ります。

これは便が排泄された後もがんがあるために便意をもよおすのです。

食生活の変化により動物性の脂肪を多くとるようになると、消化を助けるための胆汁酸が多く分泌されます。この過程で発生する物質中に発がん性の物質があり、大腸の粘膜にがんが発生すると考えられています。

大腸がんの特徴として、他のがんに比べて5年生存率は高く、60〜70％といわれています。特に大腸の浅いところの粘膜に留まっているがんでは、5年生存率は90％以上であり、早期に発見し、治療することによりほぼ完治すると考えられています。

どんな症状?

大腸がんは早期のものは無症状ですが、進行すると症状が出現することがあります。代表的な症状としては血便、排便習慣の変化(便秘、下痢)、便が細くなる(狭小化)、残便感、貧血、腹痛、嘔吐などです。

大腸がんの位置により出やすい症状は異なるとされており、硬い便が通る下行結腸やS状結腸、直腸のがんでは便の通りが悪くなることによる腹痛、嘔吐が起こりやすいとされ、血便や便の狭小化も認めやすくなります。一方で便がまだ水様で固まりきっていない盲腸、上行結腸、横行結腸にできる大腸がんでは、進行しても腹部症状が目立たないことが多く、貧血や腹部のしこりといった症状で発見されることがあります。

大腸がんそのものでは痛みが出ることはなく、大腸がんに伴う痛みの多くは腸管の通りが妨げられることに由来します。通常、痛みが持続することは稀で、腸管の蠕動《ぜんどう》に伴う間歇痛（痛みが出現しては治まることを繰り返す、波のある痛み）であることが多いです。腸管が腫瘍により完全に詰まってしまった場合は腸閉塞といわれる状態となり、腹痛や嘔吐として症状が現れることがあります。

直腸がんの場合、腫瘍が肛門に近いと肛門痛として認識されることがあります。また、腫瘍が腸管外の神経や他臓器に浸潤している場合は腹部以外の痛み（下肢痛、背部痛、臀部痛など）として認識されることもあります。

大腸がん検診の実際

◆**便潜血検査**：大腸がん検診により死亡率の減少が科学的に証明されていて推奨されている検査に「**便潜血検査**」があります。便潜血検査は「対策型大腸がん検診」として40歳から年齢制限なしで行われています。これは2日分の便を採取して、便に混入した血液を検出する検査で、大腸などの消化管からの出血で目には見えない微量の血液を検出します。血液の中の赤血球成分であるヘモグロビンを調べます。検査はヒトヘモグロビンのみを検出する方法で行うので食事の影響を受けることはありません。一方、仮にがんがあったとして常に出血しているとは限らないので、潜血反応が陰性と判定されることがあります。

「便潜血反応陽性」の場合、大腸全体の精密検査「**大腸内視鏡検査**」**が必要**となります。ただし、便潜血反応陽性であっても直ちに大腸がんと診断されるものではありません。ほとんどの人で良性のポリープや、憩室からの出血であったり、異常なしであることが多く、がんと診断されるのは精密検査を受けるよう指示された人の1％に満たないといわれています。

◆**大腸内視鏡検査**：大腸内視鏡検査では大腸（結腸と直腸）と小腸の一部を観察するために肛門から内視鏡を挿入して、腸管内部を直接観察し、これらの部位に発生したポリープやがん、炎症などの異常を診断します。同時に異常があれば組織を取って調べたり、ポリープや早期の大腸がんを内視鏡的に切除します。

内視鏡検査を受けるためには大腸の中を空にする必要があり、あらかじめ検査前夜に下剤を服用、検査当日にも下剤を服用します。排便が十分確認されたら検査台に横になり、腸管の緊張を和らげる薬や鎮静剤を静脈内に投与します。多くの場合鎮静剤投与により軽い眠りに陥り、検査（15分~60分）が済むまで気がつかないことがあります。検査終了後、しばらく安静にして、意識がクリアになるまで待ち、検査終了となります。

高齢者での大腸内視鏡検査の偶発事故

高齢者での内視鏡検査は、検査自体に限らず前処置や関連の薬剤投与を含め偶発事故の発生が多いことが報告されています。２０２０年のＪＡＭＡ誌によればカナダ・オンタリオ州のデータベースから、大腸内視鏡検査を受けた高齢者のうち75歳以上の合併症は、50〜74歳に比べて2・3倍になるとの報告があります（C-Calo N, et al JAMA 2020)。実際、80歳を超えると検診を受けても生存期間の延びる利益に比べて検診に伴う有害事故（偶発事故）による不利益の方が多くなるという厚生労働省の研究班の研究結果があります。高齢者の場合、腸壁が薄くなっており、内視鏡検査により腸に傷ができたり穴が開いたりする事故は年齢が高くなるほど多くなり、85歳以上になると偶発事故は35％増え、一方、生存期間の伸びは４％にとどまっていたとされています。

高齢者の場合何歳まで検査を受ける？

厚生労働省の指針では、すべてのがん検診に年齢制限を設けてはいません。仮に85歳以上の人が、便潜血検査で陽性となり、大腸内視鏡検査を受けるか、受けることによってメリットがもたらされるかというと、健診を受けることに対して肯定的な答えが得られるとは限りません。大腸内視鏡検査は基本的には安全な検査ですが、高齢者で持病が多い方では肺や心臓に負担がかかり偶発的な合併症が起こる頻度はゼロではありません。

しかし、何歳まで検診を受けるべきか、明確な答えはありません。例えば、アメリカの予防医学専門委員会は「**50歳から75歳までの大腸がん検診を推奨**」としており、「75歳以上で受けたがん検診での利益はない」〈2017〉としていました。ところが、2021年に発表された論文では「**75歳以上で受けた大腸がん内視鏡検査においても大腸がん発症や大腸がんによる死亡の危険は減る**」と報告されました。このように、高齢者における大腸がん検診の意義については、まだ高齢者を対象とした広範な研究の余地があるところです。

おわりに

本書執筆のきっかけとなったのは、筆者が高齢者医療の現場での20年にわたる経験、特に「介護老人保健施設」いわゆる「老健施設」に勤務するようになったことによります。「老健施設」とは、一般の健康保険によって運営される医療を中心とした組織ではなく、介護保険により運営される、介護、リハビリテーションを提供する施設です。基本的にはすでに慢性の疾患を抱えているにしても特に医療の介入が少なく、短期的に療養を続けながら、自宅療養あるいは有料老人ホームなどへ移ることを前提とした施設です。この施設では医師の責務は「入所者の健康管理」であって、いわゆる積極的な医療行為は含まれていません。ただし、多くの入所者は様々な慢性の病気を抱えていて、かかりつけ医あるいは病院から薬を処方されて、持参して入所してこられます。老健施設医師は入所時に前医より「医療情報提供書」に記載された薬物情報に基づき、それらの薬物の処方をして継続的に入所者に投与することになります。この時期に多くの例で目にするのはあまりにも多い薬物の種類とその量なのです。確かに高齢ともなれば、それぞれ体の不具合があり、それぞれの不具合に応じて「クスリ」が処方され、結果的には多くの種類となってしまうのでしょう。時には、袋一杯詰め込まれた「クスリ」を持ち込まれることも稀ではありません。そこで疑問となるのは、はたしてこれだけ多くの種類の薬物が高齢者に必要なのかということです。

従来、総額医療費に占める薬剤費は約20％に上るといわれてきました。ちなみに、２０１７年の国民医療費総額は約43兆円、そのうち薬剤費は約7兆８０００億円（薬剤費比率18・1％）となっています（厚生労働省統計）。さらに、２０２１年度の国民医療費に占める高齢者（65歳以上）医療費の割合は全体の55・2％、その内訳で見ると75歳以上だと31％になっています（厚生労働省国民医療統計、２０１９プレス・リリース）。この薬剤費の中で薬剤の薬効果分類別薬剤料を見ると、高血圧などの循環器官用の薬物が最も多く全体の約20％、続いて催眠薬や抗不安薬などの中枢神経作用薬、3番目に糖尿病や代謝関連薬となっています（島根大学医学部附属病院臨床研究センター）。このような統計をみれば、これら3種類の薬剤が高齢者医療に深く関連していることがわかります。したがって、国民総医療費のうち高齢者の薬剤費用がいかに多くの割合を占めているかわかってきます。

そこで、本書ではこれらの高齢者薬剤費用がはたして妥当なのか取り上げてみました。特に多剤服用の場合の薬物間の相互作用が問題になってきます。さらに高齢者特有の病気や症状について20項目にわたり、それらの病気・症状に処方される代表的な薬物につき、その効果、不利益について解説しました。いずれかの項目に高齢者の皆さんが服用している薬物が該当すると思います。本書を通じて、高齢者の皆さん自身、ご自分の服用する薬物とその種類、作用について理解を深めていただけると幸いです。

健康志向の高まりや食品機能の研究の進歩で、健康効果や健康促進、さらに病気の予防や治癒効果まで案ずる食品やサプリメントが流通しています。特に健康志向の高齢者にとって様々な宣伝媒体から入ってくる情報に目を奪われがちになるものです。健康食品やサプリメントの通販上の売上高は年々増加しており、２０２１年の売上高は１０３社で約６７５０億円であり、前年比で24社の実質成長率は４・３％に上っています（日本流通産業新聞、２０２２）。その中でも「肌の潤い」「膝関節」「骨」の機能に関するドリンクタイプのサプリメントは年々増加傾向にあるとされています。

さらに、健康食品関連企業は、インフルエンサーなどと提携して、インスタグラムやユーチューブなどのＳＮＳ媒体で新規顧客を獲得することを目的に販売戦略を立てています。こうして、ブランドのコンセプトやイメージ、商品に興味を持ってもらうことで定期購入者を獲得しようとしています。

しかし多くの高齢者にとっては、ＳＮＳ媒体からの情報というよりテレビでの広告に影響されやすい傾向があります。第三章に述べたように毎日テレビの画面に出てくる健康そうな中高年のサプリメント効果の画像を見ていると、知らないうちに影響されてしまいます。つい高価なサプリメントや健康食品に手を出してしまいがちになるのです。では、テレビで宣伝されている物質は、はたして本当に有効なのでしょうか？　これらの疑問について答えを見つけるために調べてみました。厚生労働省と消費者庁はパンフレット発行や定期的な啓蒙講演会を開いて、健康食品の正しい理解に関する情報を発信しています。それぞれの研究論文や解説にすべて目を通したわけではありませんが、高齢者に興味がありそうなサプリメントについてその効果を解説しました。

意外なことに、ここに取り上げた代表的なサプリメントの健康効果は限定的、あるいは無効という結果でした。高価な代償を払って購入したサプリメントが期待したほどの効果が得られないということになります。しかし、心理的な面から考えると、そのようなサプリメントであっても、「健康志向」という名目で摂取し、日常生活の上でも健康に気をつける食事や運動をしていれば、サプリメントの効用の一部となるのではないでしょうか。無駄な出費にならないよう、日常生活上での適切な食事、運動、睡眠、ストレス解消を図るよう気をつけましょう。

ただし、健康食品やサプリメント類はすべて安全というわけではなく、一部インターネットで購入する外国からの輸入品の中には粗悪な物質が混入していて健康被害をもたらす場合があり、注意しなければなりません。健康食品やサプリメントによる被害で目立つのは、高額商品の購入による経済的被害で、その件数はかなり多いといわれています。一方、サプリメントとの関連が疑われる健康被害は重篤なものはあまりありませんが、軽度から中程度の被害は報告されています（梅垣ら、食品衛生学雑誌、２０１３）。特に、本書では取り上げていませんでしたが、サプリメントの過剰摂取には注意しなければなりません。

「人間ドック」は、１９５４年に当時の国立東京第一病院（現在の国立国際医療研究センター）で、次いで聖路加国際病院などで始まりました。それ以来瞬く間に日本全国に広がり、内視鏡検査、超音波検査、ＣＴ、ＭＲＩ検査、ＰＥＴ検査など新たに開発された検査メニューが取り込まれてきました。こうして今日に至るまで、健康志向の人々にとって、病気予防目的やがん早期発見、早期治療を期待して「人間ドック」や様々な「がん検診」を受けるようになっています。確かに、現代医学先端の技術を網羅した検査方法を駆使した「検査」であれば、何らかの「異常所見」を検出することができるでしょう。仮に、何らかの「異常所見」が見つからなければ、精神的安定と健康感を得ることができるでしょう。

しかし、一方「何らかの異常所見」が見つかれば、それまで何ら不具合も感じなかったのに「病気」が発見されたことになり、手術などの治療処置、あるいは予防処置として「クスリ」が投与され、定期的に医療機関を受診することになります。この場合、早期発見、早期治療で病気の治癒につながれば、「人間ドック」や「がん検診」を受けたメリットになります。一方では、検査値異常がいわゆる「正常値」を少し上回る程度の数値であれば、念のためという理由で「病気」と診断され、クスリの投与につながりかねません。ここで新たな「病気」が発症することになります。確かにこのような例を挙げれば、はたして「人間ドック」や「検診」の効用についてどのように考えればよいのか多くの読者は迷うところです。そこで本書では、高齢者医療の観点から、それぞれの高齢者における「健診」のメリット、デメリットについて考察してみました。それぞれの専門分野の医療関係者からの批判、反論はあるかもしれませんが、高齢者の皆さんの意思決定の参考になれば幸いです。

本書執筆にあたり多くの情報を提供してくれた知人、友人に感謝したいと思います。医療に関する情報はできるだけ正確を期するようにしたつもりですが、筆者の独断、誤り、あるいは意見の相違があるかもしれません。読者諸氏よりご指摘いただければ幸いです。なお、インターネット上で医療情報を検索すれば、様々な誇大広告、誤った情報があるので注意が必要です。したがって、本書では厚生労働省の発行する書類、各学会のホームページの記事を参考にしています。

本書執筆中、高齢者の立場から各章につき読後の感想と助言を寄せられた方々、本書の出版につき編集に携わり協力していただいた(有)プライムシーズンの高橋加代子氏に感謝すると同時に、執筆にあたり介護老人施保健施設　レ・ハビリス桜十字熊本東の職員の皆さんの協力に感謝します。

付記

◆アルツハイマー型認知症

「アルツハイマー型認知症」は、最初の症例報告を行ったドイツの精神科医アロイス・アルツハイマーに由来している。アルツハイマーは、1901年に嫉妬妄想などを主訴としてはじめてアルツハイマーの元を訪れた、世界で最初に確認された患者に関する症例を、1906年にドイツ南西医学会で発表した。翌年『精神医学および法精神医学に関する総合雑誌』に論文を発表した。その後、この症例はエミール・クレペリン（ドイツの著名な精神医学者）の著述になる精神医学の教科書で大きく取り上げられ、「アルツハイマー病」として広く知られるようになった。

アルツハイマー型認知症の特徴は「短期記憶障害」がその病態の基本にあり、この病態は次第に進行していく。脳の中の記憶を司る「海馬」という領域の神経細胞の脱落が基本的な現象で次第に大脳皮質の細胞にも萎縮が進行していく。脳の中のある種のタンパク質（アミロイド前駆体）が特殊な酵素（ベータおよびガンマ・セクレターゼ）によって分解されて、アミロイドベータと呼ばれる断片が形成される。この断片が数年あるいは数十年にわたり次第に集まって塊（高齢者の脳に認められるので「老人斑」と呼ばれている）を作る。この生成されたアミロイドの塊が次第に増えてくると、近傍の神経細胞に作用して神経細胞内の「タウ」というタンパク質を凝集させ、神経細胞を死に至らせるとされていた。しかし、最近では凝集していないアミロイドが直接神経細胞に作用してタウを凝集させると考えられている。アルツハイマー型認知症で、このタウが凝集して死滅する神経細胞は、大脳皮質と海馬にある細胞群の2カ所に限定されている。

海馬は脳の中心部分にある細胞群で学習と記憶に関係しているので、これらの細胞群が死ねば、記憶、特に短期記憶が障害され、そのため学習ができなくなる。大脳皮質では人としての様々な知的活動、感情、認識、判断を行う場所であり、この部位の細胞群の障害は当然のことながら、これらの知的機能の障害が起こり、「人」としての人格の喪失が起こる。この過程は人により様々で、死滅する細胞の種類、細胞死の進行により異なっている。多くの場合進行は緩やかであり、初期の段階では少し前のことが思い出せなくなり、同じ話や行動を繰り返したりすることが多くなる。この時点では患者は自分が物忘れが多いことに悩んでいるが、それを隠すために虚言をしたりその場を取り繕ったりする行動が現れてくる。初対面の場合は、お互いの日常的会話は可能であり、話し手にはその人が認知症であることに気がつかない。あるいは、家族は多少の物忘れは老化現象であろうと思い込むことが多い。

病態が進むと、記憶能力の低下だけではなく、感情の変化、怒りやすくなったり、支離滅裂な行動が現れたり、知的能力の低下が認められるようになる。物取られ妄想、嫉妬妄想が出てくると、やっと周囲の人達や家人も病態に気づくようになる。この時期になると、患者にはすでに病識が欠如している。認知症の基本的病態の中核は「短期記憶障害」にあるが、このような感情、情緒、知的面での障害を、認知症の「周辺症状」としている。

周辺症状は様々であり、時には暴力的となったり、感情を抑えきれない感情失禁、徘徊、幻覚、妄想、性的異常行動、糞便をまき散らす不潔行為など、普通の「人」としては考えられないような行動が現われてくる。この状態を「人格の崩壊」という。この「周辺症状」については、あまり多くは語られていない。認知症の初期の症状に対するケアについてはこれまで多くの有識者、専門医、介助者、ボランティア、メディア、小説、演劇で語られているが、現実の過酷な姿は介護する家族以外には知られていない。近親の家族さえその姿には耐えられないことが多いのである。

病態が進んでくると、もはや近親者の顔さえも認識できず、食事摂取も低下、次第に体力が衰え、寝たきりとなってくる。この時期になるとあれほど激しかった周辺症状も治まり、介護は比較的楽になってくるが、すでに人格は喪失し、単に生きている形骸にしか過ぎない状態となる。しかし、適切な栄養管理とケアによりこの状態でも数年から十数年生命を維持し、寿命をまっとうするのである。

◆レビー小体型認知症

レビー小体型認知症はアルツハイマー型認知症に次いで2番目に多いタイプの認知症で、1976年以降日本の小阪憲司教授の一連の研究によって国際的に知られるようになった。もともとレビー小体は1914年にドイツの病理学者フレデリック・レビーによって脳の神経細胞中に発見されたものである。レビー小体型認知症の脳ではこの物質(神経細胞封入小体:レビー小体)が中枢神経系を中心に多数出現している。この小体が大脳皮質に広範に出現すると認知機能低下をきたし認知症症状を現すことになる。一方、レビー小体が脳幹を中心に現れると「パーキンソン病」を発症する。パーキンソン病は中脳の黒質などに多く現れ、それらの神経細胞が破壊され、神経伝達物質のドーパミンが減ることにより、手足の震え、筋肉のこわばり、緩慢な動作、転倒しやすいなどの運動系の障害を中心とした症状が現れる。いずれの場合にもレビー小体が必ず存在することから本質的には同じ病気だと考えられている。

レビー小体型認知症はいわゆる認知症の一種であるから、物忘れ、理解力・判断力の低下、感情の変動などの症状がみられる。しかし、初期から中期にかけて、物忘れはあまり目立たず、特徴的な症状として幻覚、幻視、パーキンソン症状、睡眠時の異常行動などが現れる。この時期では症状が現れるのには変動があり、ほぼ症状がない時がある。日や時間帯によって頭がしっかりしていて、物事をよく理解したり判断したりすることができる。その一方で、ぼーっとしている時間帯があり、この時の理解力、記憶力はアルツハイマー型の認知症と変わらない。

認知症が進行するとありありとした幻視、「そこに人がいる」「子供が遊んでいる」「ネズミが這い回っている」など実際には見えないものが本人には見えている症状が現れる。その他、人形を人と間違えたり、木の根を動物の尻尾と間違えたりする誤認、聞こえるはずもないのに聞こえる幻聴が加わることがある。これらの症状が出てくると、家族や周囲の人達もはっきりと気づくようになる。

認知機能の低下のほかに、パーキンソン病に特有な症状（動作がのろくなる、無表情、筋肉のこわばり、小刻み歩き、転倒し易さ）がある。睡眠時の異常行動（睡眠中に大きな声で寝言を言う、奇声をあげる、怒る、暴れる）が認められる。この症状は「レム睡眠（身体は休息しているが頭は活動している睡眠中の時期で、眼球が動いている）」中に起こる症状であり、この症状がのちに「レビー小体型認知症」と診断される前から発現していることがある。

さらに、自律神経症状もレビー小体型認知症の特徴で、起立性低血圧（立ちくらみ）、便秘、多汗、倦怠感がある。最終的には寝たきりの状態となる。終末期の状態は身体は硬直し、ほとんど意識は薄れた状態となり、全面的な介助が必要になる。現在、初期のパーキンソン病あるいは症状に対しては、症状を緩和する薬物（L－ドーパなど）があり、効果的であるが、レビー小体を消滅させ、根本的に治療する薬はない。幻覚や幻視などの症状に向精神病薬が使われることがあるが、病状を悪化することがあり、慎重な投与が必要となる。

◆前頭葉側頭葉型認知症

前頭葉側頭葉型認知症は脳の中でも特に前頭葉と側頭葉に限局しての萎縮が目立つ認知症である。この病態は1994年ルンド大学のグスタクソンやマンチェスター大学のグループのニーリーによって紹介された概念であり、比較的新しい認知症の臨床病態である。すでに1900年にアーノルド・ピックによって病理解剖的に前頭葉と側頭葉が萎縮していることが報告されて以来、多くの研究により注目されてきたが、「アルツハイマー型認知症」のような研究に進展は認められなかった。しかし近年になり、その臨床病態の解明、診断機器の発達により次第にその全容が明らかにされはじめた。

臨床症状と脳の萎縮の状態により、前頭葉側頭葉型、ピック型、運動ニューロン疾患型に分類されている。ここでは典型的な前頭葉側頭葉型について説明する。認知症の中でもアルツハイマー型認知症、レビー小体型認知症についてはかなり詳しい疫学的な調査があり、それらの発症率はかなり高いと報告されているが、前頭葉側頭葉型認知症はその概念が新しく、また分類も定着したものでないために十分な発症率についての疫学的研究は少ない。全認知症のうち数パーセントから20％を占めるとの報告がある。病態は脳の後頭部の萎縮は認められないため、基本的な日常生活機能にはあまり問題は生じない。記憶や物事を認知する能力はある程度病態が進行するまで保たれており、幻覚や妄想はほとんど見られない。

臨床症状の中核は、精神的な障害が目立つことである。社会的対人関係の障害、自己の行動をコントロールすることができない自己行動統制障害、感情を表すことができない感情鈍麻、病識の欠如が挙げられる。自発性の低下は他の認知症でも見られるが、病初期から同じような行動を繰り返す常同行動や落ち着きのなさが見られる。昼寝をしているかと思えば突然起き上がり同じ場所を徘徊するなどの行動である。感情や情動の変化は、焦燥感、イライラ感、不機嫌、一方では無表情の場合もあり、他人に対して冷ややかな態度を取り心の疎通性を欠くこともある。反社会的行動としては「我が道を行く行動」として目立つ症状である。つまり本能の赴くままに行動するといった抑制がとれた状態、すなわち脱抑制であり、3歳児の行動に似ている。万引きをする、診察中に突然立ち上がる、勝手に立ち去るなどの行動が見られる。常同行動では毎日決まって同じ時間に決まったコースを徘徊する、決まった少数の食品を食べることに固執するなどの行動が出現する。その他、他人の行動に影響されて同じような行動をする「被影響性の亢進《こうしん》」症状、日常生活では介護者が立ち上がるとつい一緒に立ち上がったりする模倣行動、相手の言葉をそのままオウム返しに答える行為が見られる。

このように臨床症状は多岐にわたり複雑であるが、頭部ＭＲＩ検査所見と合わせて診断されている。

病態は進行性であり、治療の方法は現在のところ見つかっていない。薬物療法として行動異常や興奮性、あるいはうつ状態などの症状に精神科領域の薬物が使用されることがあるが、明確な基準はなく、患者個人の症状に合った薬物を探すこと以外に手だてはない。しかし、アメリカでは精神科領域で使用される薬物の投与は患者の余命を短くするとの報告があり、注意を喚起している。

◆脳血管性認知症

脳血管性認知症とは主に脳の血管の障害によって起こる認知症の一部で、全体認知症の中で約20％ほどの発症率であると報告されている。脳梗塞、脳出血、クモ膜下出血などの血管障害が主な原因となっている。アルツハイマー型認知症とは異なり、ある限局した脳の血管部位の障害により、その血管の支配領域に血液が供給されないために神経細胞が死滅して起こる認知障害である。したがって、症状は多彩であり、部分的な能力の低下（まだら認知症症状）が認められる。つまり、正常の神経細胞と脳血管障害を受けて死滅した細胞があるため、障害の受け方に差があることが原因となっている。記憶障害は軽度である場合が多く、一方、事を順序だてて行うことができない実行機能障害、注意力欠如で起こる注意障害が目立っている。障害の時間的差もあり、午前中はしっかりしていたのに午後になるとぼーっとして言葉も出ないなどの症状となることがある。運動機能障害としては、脳梗塞や出血部位による差があり、うまく飲み込めない嚥下障害、言葉がスムーズに出てこない言語障害、手足のしびれや麻痺などが現れる。精神面では、気分の落ち込みが激しい「うつ症状」があり、「自分でできない、わからない」などの自覚があり、悩む傾向が見られる。そのため無気力、悲壮感などの自己否定の感情が現れてきてうつ病とみられることがある。このような精神的な抑うつ気分のほかに、喜びや悲しみなどの感情の表現ができない、あるいは喜怒哀楽が激しい（感情失禁）が見られることがある。

脳血管性認知症の原因は脳血管の障害で起こるものであり、その原因となるのは脳血管が硬くなる動脈硬化症が進んで起こる場合が多い。そのため、次のような病気が発症のリスクを高めることになる。糖尿病、高脂血症、高血圧、心房細動、メタボリックシンドロームなどの生活習慣病である。これらの病気は予防することが可能であり、認知症の中でも「予防可能な認知症」である。発症は脳血管障害（脳梗塞、脳出血）をきっかけにして起こる。そのためアルツハイマー型やレビー小体型認知症のように長い期間をかけて発症する神経細胞変性の病気とは異なる発症形態をとる。一旦死滅した神経細胞を回復させることはできないので、根本的な治療法はない。しかし、原因となる病気の治療あるいは予防することにより、さらなる梗塞や出血を防ぐことができる。特に心房細動の場合、心房にできた血栓が遊離して脳血管に詰まって起こる「アテローム血栓性脳梗塞」による脳梗塞発症を予防するため、血液凝固を防止する薬物（血液をサラサラにする薬物：血栓溶解剤、抗凝固剤、抗血症剤）が使われている。その他、先に挙げた背景にある病気の進行を抑制あるいは治療するため糖尿病治療薬、高血圧治療、高脂血症治療薬が用いられる。発症した場合、症状に合わせて精神科領域で用いられる薬物が投与されるが、慎重な短期間の投与が望まれる。また、家族、地域社会のこの病気への認識と支援が必要である。そのためには「まだら症状＝症状にむらがある特徴」を理解して落ち着いて対応する。孤立させないよう注意する（デイケアの利用）、リハビリテーションの活用（集団ゲーム参加など）、食化生活の改善や運動の習慣などの支援が必要である。

略　歴

西　勝英（にし　かつひで）医学博士
昭和 12（1937）年生まれ
昭和 37（1962）年熊本大学医学部卒
東京大学電子工学科研究生、熊本大学医学部助手、
米国ユタ大学医学部講師、同 54 年熊本大学医学部薬理学
第二講座教授などを経て平成 15 年、熊本大学名誉教授
熊本日日新聞社医療アドバイザー
平成20（2008）年～医療法人桜十字病院総院長
平成26（2014）年～公益財団法人肥後医育振興会理事長
平成27（2015）年～医療法人熊本桜十字丸田病院院長
令和元（2019）年　秋の叙勲にて「瑞宝中綬章」を受章
令和 2（2020）年～介護老人保健施設
　　　　　　　　　レ・ハビリス桜十字熊本東施設長

研究分野：神経生理・薬理学・循環器薬理学

主な著書：『薬・毒物中毒救急マニュアル』
『医学英語へのアプローチ』『スポーツと薬物（翻訳）』
『本当に怖い！薬物依存がわかる本』
『聞いてください 医論な話』『療養病棟 5 人の患者さん』
『走る、泳ぐ、ダマす（翻訳）』
『あなたが主役、シルバー劇場。』
『あなたが知りたい病院事情』など著書多数

その「クスリ」「検査」あなたに必要か？

令和6（2024）年1月10日　初版発行
著　者　　西　勝英
発　行　　熊本日日新聞社
構　成　　有限会社　プライムシーズン
装　丁　　有限会社　ペーパー・ムーン　渕上禎二
制作・発売　熊日出版（熊日サービス開発株式会社）
〒860-0827　熊本市中央区世安1丁目5番1号
電話　096-361-3274
印刷・製本　シモダ印刷株式会社

ISBN978-4-87755-644-0　C0047